Peter Schneider

Stottern bei Kindern erfolgreich bewältigen

Ratgeber für Eltern und alle, die mit stotternden Kindern zu tun haben

Natke Verlag

Der Autor

Peter Schneider war Lehrlogopäde für Stottern im Kindesalter am Universitätsklinikum Aachen, behandelte viele Jahre stotternde Kinder und ist Autor von Kinder- und Fachbüchern zum Thema Stottern. Er lebt mit seiner Familie in Aachen und hat zwei Kinder.

Lektorat und Satz: Dr. Ulrich Natke
Illustrationen: Bernd Natke (www.natke.info)
Titelabbildung: iStockphoto.com/Rawpixel
ISBN 978-3-936640-18-2

Besuchen Sie uns im Internet: www.natke.de

Mit dem Smartphone führen Sie die QR-Codes im Buch direkt auf die entsprechende Internetseite!

Inhaltsverzeichnis

Geleitwort 7
Vorwort zur 1. Auflage 9
Vorwort zur 2. Auflage 9
Danksagung 10
Was ist Stottern und was nicht? 12
Wird das Stottern wieder weggehen? 16
Was tun, wenn es Stottern sein könnte? 18
Wie verhalte ich mich gegenüber dem Stottern? 23
Warum stottert gerade mein Kind? 32
Was verursacht Stottern? 32
Was geschieht während eines Stottermomentes? 33
3-Faktoren-Modell 34
Warum stottert ein Kind manchmal häufig und dann wieder gar nicht? 34
Ein Leben mit Stottern 41
Stottern und Mehrsprachigkeit 48
Warum Stottern Sorgen macht 50
Warum ist es so schwer, auf Stottern unbefangen zu reagieren? 53
Der Umgang mit der Scham 56
Mit dem Kind über Stottern sprechen 57
Wie kann ich über Stottern sprechen? 58
Wie kann ich mit Schulkindern über ihr Stottern sprechen? 58
Wie kann ich über Stottern sprechen, wenn ich selbst stottere? 60
Kindergarten und Schule 61
Wichtige Informationen für Lehrer 63
Nachteilsausgleich 64
Sonderpädagogische Förderung 67
Stottern und Lesen 68
Stottern und Fremdsprachunterricht 68
Habe ich etwas falsch gemacht? 70
Wie kann ich mein Kind stärken und unterstützen? 72
Wo bekomme ich selbst Unterstützung ? 77
Wird mein Kind gemobbt? 79

Therapie 84
- Welche Kinder brauchen eine Stottertherapie? 84
- Wie ist der Weg zu einer Stottertherapie? 84
- Wer führt Stottertherapien durch? 86
- Therapierichtungen 86
- Behandlung für Kinder im Vorschulalter 89
- Behandlung für Kinder im Schulalter 97
- Therapieende und Auffrischungen 106
- Weitere Therapieansätze 107
- Das Stottern im Lauf der Therapie 109
- Grenzen der Therapie 110
- Eltern sind frei 113
- Wie und von wem wird Stottertherapie angeboten? 115
- Wie erkenne ich eine gute Stottertherapie? 118

Stottern kombiniert mit anderen Erkrankungen 119

Zur Ermutigung – Schlusswort 121

Anhang 122
- Weiterführende Literatur 122
- Internetquellen 123
- Adressen 124
- Stichwortverzeichnis 126

Geleitwort

Ein Geleitwort zu schreiben für ein Buch, das in jeder Zeile Eltern durch das Thema Stottern *begleitet*, wie Peter Schneider es im vorliegenden Elternratgeber macht, ist ein Vergnügen und eine Ehre.

Eltern stotternder Kinder werden mitunter von verschiedensten Seiten mit Tipps und Hinweisen eingedeckt. Immer noch geistert der Ratschlag »liebe Mutter, versuchen Sie, das Stottern Ihres Kindes einfach nicht zu beachten« herum, genauso wie der Hinweis »jetzt warten wir erst einmal ab und so ab dem 4./5. Lebensjahr kommen Sie dann wieder«.

Wie unbefriedigend war es noch vor einigen Jahrzehnten für uns Stottertherapeutinnen, basierend auf der Annahme, dass »das Stottern im Ohr der Eltern und nicht im Mund des Kindes entstehe« (diagnosogene Theorie), Eltern ohne Handlungskonzepte zu entlassen, oft nur mit dem Hinweis, dem Stottern ihrer kleinen Kinder wenn möglich keine Aufmerksamkeit zu schenken.

Wie authentisch hat es sich dann angefühlt, den Schleier des Tabus lüften zu »dürfen«, als die ersten deutschsprachigen Therapiekonzepte einen offenen, direkten therapeutischen Umgang mit dem Stottern vorschlugen. So wie eine Mutter eines stotternden Kindes einmal sagte: »Sie können sich gar nicht vorstellen, wie froh ich bin, endlich mit meinem Kind über sein Stottern sprechen zu dürfen. Es hat mich so verkrampft gemacht, immer so tun zu müssen, als ob ich nichts bemerken würde. Ich habe mich dabei so schlecht gefühlt und jeder hat mir gesagt, das muss so sein.«

Peter Schneider stellt nun klar, was immer noch Mythos und was *State of the Art* im Bereich des Stotterns ist. Er schafft es, uns in seiner kompetenten Art wichtiges Wissen zu vermitteln. Was das Buch zudem auszeichnet ist, dass es mit Herzblut für das Thema Stottern geschrieben wurde. Ich denke, dass das Buch sogar von stotternden Erwachsenen als Reminiszenz an die eigene Kindheit gelesen werden kann.

Wenn ein 12jähriger Junge sein Stottern in einer Metapher als gefährliches Monster mit drei Köpfen, 300 scharfen Zähnen, Krallen und stechenden Augen beschreibt, das ihn jederzeit angreifen kann, dann brauchen wir Eltern und Therapeutinnen, die keine Angst haben, die das Kind begleiten und gemeinsam mit ihm das Monster zähmen oder verjagen.

Und wenn ein bekannter amerikanischer Stottertherapeut (Oliver Bloodstein) sagt, dass der innerste Kern des Stotterns die Scham sei, dann möchten wir Stottertherapeutinnen nicht nur stotternde Kinder in ihrem Selbstwert stärken, sondern auch deren Eltern ermutigen, mit Selbstbewusstsein trotz oder gerade wegen des Stotterns ein buntes Familienleben zu führen. Peter Schneiders Elternratgeber wird dazu beitragen!

Innsbruck, Juli 2013 — *Dr. Ev Wieser*

Vorwort zur 1. Auflage

Wenn Sie dieses Buch in der Hand halten, haben Sie vermutlich mit einem stotternden Kind zu tun. Wahrscheinlich geht es Ihnen wie vielen Eltern und anderen Bezugspersonen stotternder Kinder: Sie machen sich Sorgen, fühlen sich unsicher und hilflos, Sie leiden darunter, Ihr Kind stottern zu hören ohne zu wissen, wie Sie richtig darauf reagieren können, und machen sich Vorwürfe.

Inzwischen bestätigt auch die Wissenschaft, dass sich die Eltern stotternder Kinder besonders belastet fühlen. Sie kommt zu der Erkenntnis, dass gut informierte und fachkundig unterstützte Eltern weniger Stress und Sorgen haben und sich dies positiv auf das Kind auswirkt. Dieser Ratgeber gibt eine Fülle an Informationen, kann jedoch eine fachkundige Beratung und eine Therapie nicht ersetzen. Deshalb finden Sie im Anhang Verweise auf entsprechende Adressen.

In diesem Ratgeber wird nur die therapeutische und rechtliche Situation in Deutschland dargestellt. Leserinnen und Leser aus Österreich bekommen nähere Informationen zur Situation in ihrem Land bei der Österreichischen Selbsthilfe-Initiative Stottern (ÖSIS). Für die Schweiz erhalten Sie genauere Angaben bei der Vereinigung für Stotternde und Angehörige (VERSTA).

Vorwort zur 2. Auflage

Vor kurzem wurde ich von einigen Eltern eingeladen, die vor fast 30 Jahren an meiner ersten Elterngruppe teilgenommen hatten. Übereinstimmend betonten sie, wie wichtig und entlastend es für sie war, über Stottern informiert zu werden, sich über Sorgen und Ängste auszutauschen und sich dadurch sicher zu fühlen, wie sie mit dem Stottern umgehen können. Nicht alle Kinder, inzwischen selbst teilweise Familienväter und erfolgreich im Beruf, haben ihr Stottern völlig abgelegt. Rückblickend stellen sie aber fest, dass sie sich gut auf das Leben vorbereitet fühlten und dass ihre Eltern dabei eine wichtige Rolle gespielt haben. Daher ist es genau richtig, dass Sie sich in diesem Buch informieren, und ich ermutige Sie, Kontakt zu Eltern anderer stotternder Kinder zu suchen. Es ist so erleichternd, sich mit anderen Betroffenen auszutauschen.

Schneller als erwartet war die erste Auflage des Elternratgebers vergriffen und eine neue Auflage wurde nötig. Darin sind nun die Umgehensweise mit stotternden Kindern und die Therapieansätze wesentlich ausführlicher behandelt, neue wissenschaftliche Erkenntnisse einbezogen und Adressen und Links aktualisiert.

Inzwischen steht der Ratgeber auch auf Englisch, Polnisch und Slowakisch zur Verfügung.

Aachen, März 2024 *Peter Schneider*

Danksagung

Ich danke allen Eltern, stotternden Jugendlichen und Erwachsenen, Kolleginnen und Kollegen, die mich bei meiner Arbeit unterstützt und ihre Erfahrungen beigesteuert haben. Mein Dank geht in erster Linie an Anke Kohmäscher für die Anregungen, die ich von ihr aus dem von uns gemeinsam verfassten englischen Elternratgeber bekommen habe und an Patricia Sandrieser für unsere jahrzehntelange, wunderbare Zusammenarbeit bei der Entwicklung von Therapie und Elternbegleitung bei stotternden Kindern. Besonders danke ich Bernd Natke, der die herzerfrischenden Illustrationen beigesteuert hat, und Dr. Ulrich Natke, dem immer geduldigen und unterstützenden Verleger.

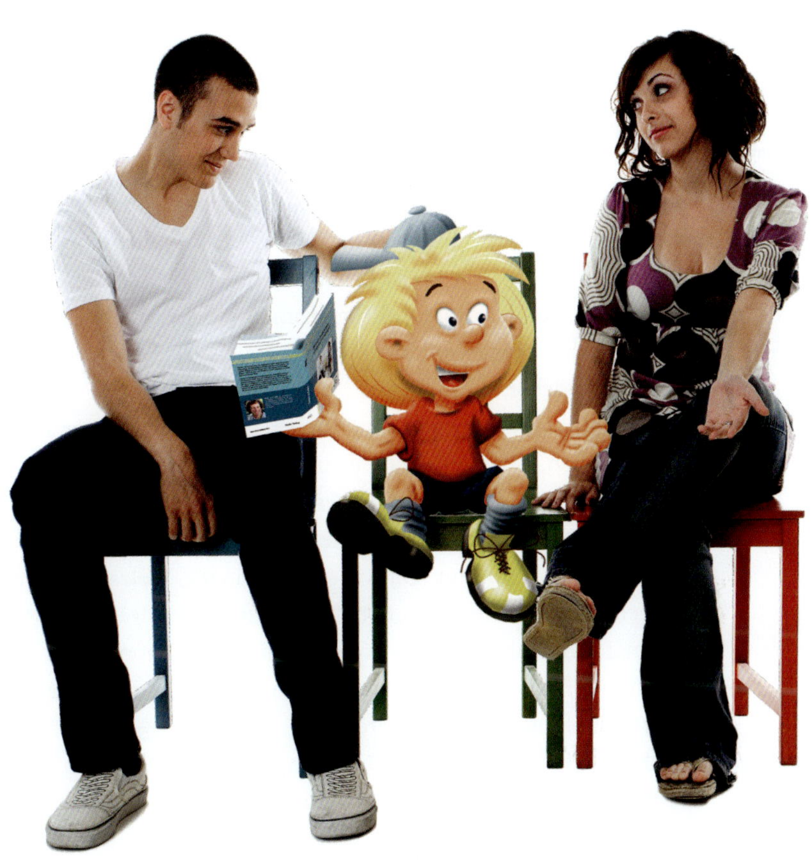

Was ist Stottern und was nicht?

Mutter eines 7jährigen Jungen: *Mein Sohn hat damals ganze Wörter und Silben wiederholt und ist am Anfang von Wörtern hängen geblieben. Ich habe die Symptome zunächst beobachtet und abgewartet, ob sie sich verfestigen oder wieder verschwinden. Sie verschwanden jedoch nicht so einfach. Ich versuchte, mich normal zu verhalten und auf den Inhalt des Gesagten zu achten, machte mir jedoch Sorgen und bemerkte jedes kleinste Symptom.*

Wiederholungen, Dehnungen, Blockaden

Stotternde Kinder zeigen Wiederholungen von Lauten oder Silben (u-u-u-und, Ti-ti-ti-tisch), sie dehnen Laute (Mmmmami, wwwwann kommst du?) oder sie bleiben vor oder in einem Wort »stecken«, sie haben Blockaden, die oft nicht hörbar sind (___Apfel). Stottern ist eine Unterbrechung des flüssigen Sprechens, bei der das Kind für Momente die Kontrolle über den Sprechvorgang verliert, obwohl es meist schon weiß, was es sagen möchte.

Wir alle sprechen unflüssig, machen Pausen, die wir mit »ähm« füllen, brechen Sätze ab und formulieren sie um. All diese Sprechunflüssigkeiten dienen uns dazu, Zeit zum Planen unserer Sätze zu gewinnen, ohne dass der Gesprächspartner uns das Wort abnimmt. Da wir tagtäglich eine Vielzahl dieser Sprechunflüssigkeiten hören, nehmen wir sie nur noch in Ausnahmefällen wahr. Stottern hat nicht diese Funktion, sondern ist ein unerwarteter »Fehler«, der auch von Laien in der Regel sehr schnell herausgehört wird.

Normale Sprechunflüssigkeiten

Kinder müssen diese normalen Sprechunflüssigkeiten erst lernen. Anfangs machen sie längere stumme Pausen, bevor sie weitersprechen. Später wiederholen sie Wörter, Satzteile oder Sätze, wie folgendes Beispiel des 4jährigen Jonas zeigt. Während er erzählt befürchtet er, dass sein älterer Bruder ihm das Wort abnimmt: »Wir wir hattn wir hattn wir hattn mal zwei Vögels, der eine der eine war ein Wellensi Wellensittich, der der andere (Pause) weiß ich nich mehr.« Doch es dauert bei manchen Kindern bis ins Grundschulalter, bis sie die Pausen, die sie zum

Nachdenken brauchen, mit »ähm« oder Wörtchen wie »also« füllen können. Diese normalen Sprechunflüssigkeiten sind kein Stottern und müssen auch nicht behandelt werden.

Kontrollverlust

Nichtstotternden fällt es schwer, sich den Kontrollverlust in einem Stottersymptom vorzustellen. Mit folgendem Experiment können Sie den Kontrollverlust und damit verbundene Gefühle und Reaktionen in etwa nachempfinden: Legen sie ein Blatt Papier und einen Stift bereit. Bitten Sie eine weitere Person um Mithilfe. Die Aufgabe Ihres Helfers ist es nun, 10 mal so schön wie möglich seinen Namen zu schreiben oder möglichst runde Kreise zu zeichnen. Sie stoßen in dieser Zeit mehrfach deutlich gegen den Ellenbogen Ihres Helfers, so dass dieser beim ordentlichen Schreiben gestört wird. Danach tauschen Sie die Rollen und der Gestoßene wird zum Stoßenden. Tauschen Sie sich im Anschluss über Ihre Gedanken und Gefühle aus. Wie wären Sie gelaunt, wenn das den ganzen Tag so ginge oder während einer Prüfung? Was würden Sie tun, wenn Sie hören würden: Jetzt schreib doch mal ordentlich, kannst Du dich nicht ein bisschen mehr anstrengen? Haben Sie angefangen, den nächsten Stoß zu erwarten und sich darauf vorzubereiten?

Ähnlich wie bei unserem Experiment reagieren auch Kinder, wenn sie unerwartet vom Stottern unterbrochen werden. Manche sind beim ersten Mal überrascht und irritiert. Andere bemerken ihr Stottern nicht oder lassen sich davon nicht stören. Doch wenn die Unterbrechungen sehr lang oder sehr häufig sind, reagieren manche Kinder mit Ärger, Wut

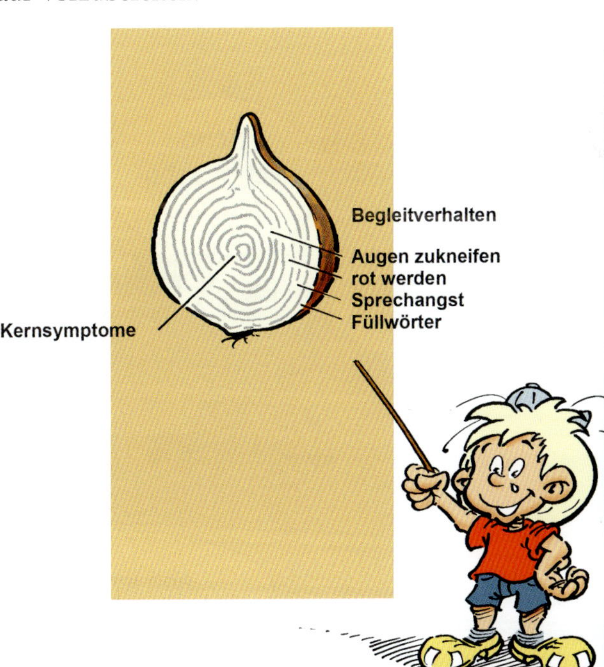

oder Trauer. Sie versuchen, den Stottermoment mit Kraft zu überwinden, werden dabei lauter, ihre Stimme wird höher. Möglicherweise wird eine Verkrampfung am Hals sichtbar oder im Gesicht. Auch Mitbewegungen des ganzen Kopfes, der Arme oder der Beine kommen vor. All diese Erscheinungen begleiten das Stottern, sind jedoch nicht das Stottern selbst. Daher spricht man auch von »Begleitsymptomatik«, während das eigentliche Stottern, die Wiederholungen, Dehnungen und Blockierungen, als »Kernsymptomatik« bezeichnet wird. Während die Anstrengung, das Ankämpfen im Stottermoment, dazu dient, möglichst schnell wieder aus dem Kontrollverlust herauszukommen, setzen Kinder, die mit neuen Stottermomenten rechnen, Strategien ein, um dem Stottern vorzubeugen. Sie vermeiden bestimmte Wörter oder Sprechsituationen, sie flüstern oder sprechen im Singsang oder sie flechten oft »ähm« und »also« ein, um Zeit zu gewinnen, bis sie das Sprechen wieder kontrollieren können. Kinder, die erfolgreich solche Strategien verwenden, zeigen seltener auffällige Stottersymptome. Doch sie haben den Stress, dass ihr Trick versagen und jemand merken könnte, wie stark sie

Begleit- und Kernsymptomatik

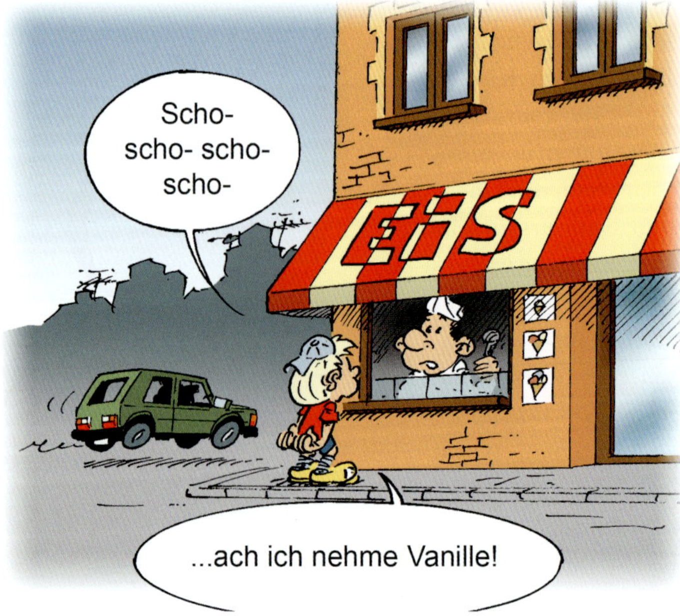

wirklich stottern. Sprechen verbindet sich dann möglicherweise mit der Angst vor Aufdeckung.

Stottern erfordert Geduld

Doch auch wenn das Stottern nicht verheimlicht wird, ist es in unserer schnelllebigen Zeit anstrengend, mit Stottern zu sprechen. Lesen Sie doch einmal folgenden Satz in aller Ruhe laut vor: »We-we-we-wer mit Sto-sto-sto-stottern gelassen bleiben will, mu-mu-mu-muss viel Ge-ge-ge-ge-geduld haben!« Und die Zuhörer auch. Doch dazu später.

Das Wichtigste in Kürze

Während eines Stottersymptoms verliert der Sprecher die Kontrolle über sein Sprechen.

Es kommt zu folgenden Kernsymptomen:

- Wiederholung von Lauten oder Silben (Ba-ba-ba-ball, A-a-a-apfel)
- Dehnungen von Lauten (Mmmmmilch)
- Blockierungen, bei denen die Sprechbewegung stoppt oder gar nicht in Gang kommt (___Apfel)

Stottern ist individuell sehr unterschiedlich. Nicht alle Kinder zeigen alle Kernsymptome. Auch im weiteren Verlauf können sich die Kernsymptome verändern.

Manche Kinder reagieren auf Stottern mit sogenannten Begleitsymptomen:

- Das Ankämpfverhalten dient dazu, die Dauer des Stottermomentes abzukürzen. Ankämpfverhalten äußert sich in Anstrengung, Mitbewegungen von Augen, Mimik, Kopf oder den Armen, Aufstampfen, einer veränderten Atmung beim Stottern etc.
- Das Vermeidungsverhalten soll einem Stotterereignis vorbeugen. Vermeidungsverhalten äußert sich in einer Veränderung der Sprechweise (z. B. Flüstern, Singsang), im Austauschen gefürchteter Wörter (»Wagen« statt »Auto«), oder im Einfügen von Floskeln oder »ähm«, bis ein Wort flüssig gesprochen werden kann. Eine stärker beeinträchtigende Form des Vermeidungsverhaltens ist es, Sprechsituationen auszuweichen oder andere für sich sprechen zu lassen.
- Gefühle wie Hilflosigkeit, Ärger, Verunsicherung, Sprechangst, Scham und Peinlichkeit können weitere Begleitsymptome sein.

Vom Stottern abgegrenzt werden müssen normale Sprechunflüssigkeiten wie Pausen, Wiederholungen von Wörtern oder Satzteilen, Umformulierungen und Einschübe wie »ähm« oder »also«. Diese Unflüssigkeiten verwenden alle Sprecher, damit ihnen in Denkpausen niemand ins Wort fällt. Sie müssen nicht behandelt werden.

Wird das Stottern wieder weggehen?

Von hundert Kindern zeigen nur etwa fünf ein eindeutiges Stottern. Bei etwa vier von diesen fünf Kindern verliert sich das Stottern wieder, so dass nur etwa ein Prozent der erwachsenen Bevölkerung stottert (zum Vergleich: Asthma tritt bei etwa 10 % aller Kinder auf, 5 % der Erwachsenen haben chronisches Asthma). Mit zunehmender Dauer des Stotterns nimmt die Chance der Rückbildung (Remission) ab. Nach der Pubertät ist eine Rückbildung äußerst selten. Leider lässt sich bislang nicht vorhersagen, welche Kinder ihr Stottern verlieren werden. Nach dem bisherigen Erkenntnisstand hat der Schweregrad des Stotterns keinen Einfluss auf die Heilungschance. Daher kann man zwar alles unternehmen, was einer Heilung dienlich ist, aber ob es dann tatsächlich zur Rückbildung des Stotterns kommt, hat man nicht in der Hand. Eine seriöse Stottertherapie erhöht die Heilungschancen, wird aber niemals eine Heilung versprechen, sondern bereitet auch darauf vor, dass das Stottern bestehen bleiben könnte.

Verbreitung

Heilungschancen

Stottern fängt meistens vor der Einschulung an, frühestens sobald Wörter zu Zweiwortäußerungen kombiniert werden (»Papa Arbeit«), also ab dem Alter von 2 Jahren. Während es bei manchen Kindern schleichend beginnt, so dass niemand genau sagen kann, wann es angefangen hat, zeigen viele Kinder innerhalb von wenigen Tagen oder Wochen häufige und starke Stottermomente. Oft ist der anschließende Verlauf sehr wechselhaft, symptomarme oder -freie Phasen und Zeiten mit häufigerem Stottern wechseln sich ab. Außerdem zeigt sich oft, dass das Stottern in manchen Situationen oder mit bestimmten Personen besonders ausgeprägt ist, während bei anderen Situationen und Personen das Sprechen weitgehend flüssig ist. Man spricht hier von einer Personen- bzw. Situationsabhängigkeit, die für viele stotternde Kinder typisch ist.

Verlauf

Ein Beispiel: Der 4jährige Jan stottert besonders häufig und angestrengt, wenn abends sein Papa von der Arbeit kommt. Dann möchte er aufgeregt alles erklären und zeigen, was er den Tag über erlebt hat. Seine Aufregung und die hohe Anforderung, so viele Erlebnisse in Worte zu fassen, überfordern seine Sprechsteuerung und er stottert. Wenn er allerdings ins Spiel mit seinen Autos vertieft im Selbstgespräch die Handlung kommentiert, spricht er weitgehend flüssig.

Jan stottert, seitdem er drei Jahre alt ist. Damals hatte er gerade begonnen, Sätze aus zwei bis drei Wörtern zusammenzusetzen. Sein Stottern war einfach plötzlich da. Beim ersten Mal schaute er nur verwundert, als das Wort nicht aus seinem Mund herauskommen wollte, beim zweiten Mal war er verärgert, beim dritten Mal hatte er keine Lust mehr, an diesem Tag noch viel zu sagen. So ging es die ersten drei Wochen, in denen die Eltern sehr verzweifelt waren. Danach wurde das Stottern leichter. Seitdem gab es immer wieder mal ein paar Tage oder Wochen, in denen das Stottern fast weg war, doch es kam immer wieder. Inzwischen vermuten die Eltern, dass aufregende Zeiten wie der Geburtstag oder Weihnachten zu stärkerem Stottern führen.

Das Wichtigste in Kürze

Nur etwa 5 % aller Kinder durchlaufen eine Phase des Stotterns, die länger als ½ Jahr dauert. Es handelt sich also nicht um eine normale Phase in der Sprachentwicklung.

Stottern kann ungefähr ab dem zweiten Lebensjahr beginnen. Bei den meisten Kindern liegt der Anfang des Stotterns vor dem Schuleintritt.

Der Beginn des Stotterns kann schleichend oder plötzlich mit deutlicher Symptomatik sein. Der weitere Verlauf ist häufig schwankend – Phasen mit geringer oder keiner Symptomatik wechseln sich ab mit Zeiten stärkeren Stotterns.

Bei etwa 60-80 % der stotternden Kinder tritt eine Heilung ein. Man kann leider nicht vorhersagen, welche Kinder das sein werden. Nach der Pubertät kommt eine Rückbildung fast nicht mehr vor. Im Erwachsenenalter stottert nur noch etwa 1 % der Bevölkerung.

Was tun, wenn es Stottern sein könnte?

Mutter eines 19jährigen, nicht mehr stotternden Jungen: *Zunächst sind wir in eine Art Schockstarre verfallen, da das Stottern im Alter von 7 Jahren sehr plötzlich und sehr massiv auftrat. Er konnte innerhalb weniger Tage kaum noch sprechen. Wir haben dann sehr bald eine liebevolle und kompetente Logopädin aufgesucht, die stotternde Kinder behandelt.*

46jähriger stotternder Physiker: *Wenn mein Kind stottern würde, würde ich umgehend professionelle Hilfe aufsuchen und mich beraten lassen. Sich nicht vertrösten lassen, dass es sich wieder auswächst, aber das Kind auch nicht panisch sofort behandeln lassen. Der Therapeut sollte sich sehr gut mit Stottern auskennen, also viel Erfahrung mit der Behandlung stotternder Kinder haben.*

Eltern, die die ersten Stottersymptome bei ihrem Kind beobachten, sind meist verunsichert. Sie achten in der kommenden Zeit genauer auf das Sprechen ihres Kindes, um ihren Verdacht zu überprüfen. Für viele Eltern folgt eine Zeit der Unsicherheit, Hilflosigkeit und Besorgnis. Das trifft vor allem zu, wenn Kinder in sehr kurzer Zeit mit starker Symptomatik beginnen. Eltern wissen oft nicht, wie sie sich verhalten sollen, wenn ihr Kind im Gespräch mit ihnen stottert. Sie bekommen von Bekannten und Verwandten widersprüchliche Erklärungen für die Ursachen und Verhaltensratschläge. Sie leiden körperlich mit, wenn ihr Kind sich beim Sprechen abquält und plagen sich mit Schuldgefühlen.

Eltern erkennen Stottern

Eltern können sehr kompetent erkennen, wenn ihr Kind mit stottertypischen Redeunflüssigkeiten spricht. Ihr Verdacht der Diagnose »Stottern« ist sehr ernst zu nehmen. Ihre Besorgnis ist berechtigt. Wenn Eltern versuchen, dem Kind das Sprechen zu erleichtern, haben sie erkannt, dass Beratung und Therapie erforderlich ist. Daher ist es sinnvoll, möglichst schnell den Verdacht professionell abklären zu lassen und bei Bedarf eine Beratung oder eine Stottertherapie in Anspruch zu nehmen.

Bei manchen Kindern sind die Stottersymptome jedoch sehr leicht und selten und das Kind wirkt dadurch in keiner Weise beeinträchtigt, so dass die Eltern das Gefühl haben, dass vorerst nichts unternommen werden muss. Sie machen sich wenig Sorgen und haben das Gefühl, sicher damit umgehen zu können. Vermutlich gibt es viele Kinder, die ähnlich leicht stottern und deren Eltern dies nicht bemerken, ohne dass das zum Nachteil des Kindes wäre.

Sich informieren

Wenn Sie bei Ihrem Kind solch ein leichtes Stottern beobachten, ist es sinnvoll, sich darüber zu informieren, unter welchen Umständen eine Behandlung erforderlich ist, und ansonsten darauf zu vertrauen, dass Sie wie bisher intuitiv das Richtige tun. Sobald Sie aber merken, dass Sie unsicher werden, ist es eine gute Fürsorge für Sie und Ihr Kind, wenn Sie sich fachlich gut beraten lassen.

Quellen im Internet

In ihrer Not befragen viele Eltern zunächst das Internet. Hier trifft man auf seriöse ebenso wie auf unseriöse Informationen und Angebote. Hilfreiche Webseiten bieten die Bundesvereinigung Stottern & Selbsthilfe e.V. (BVSS), die Inter-

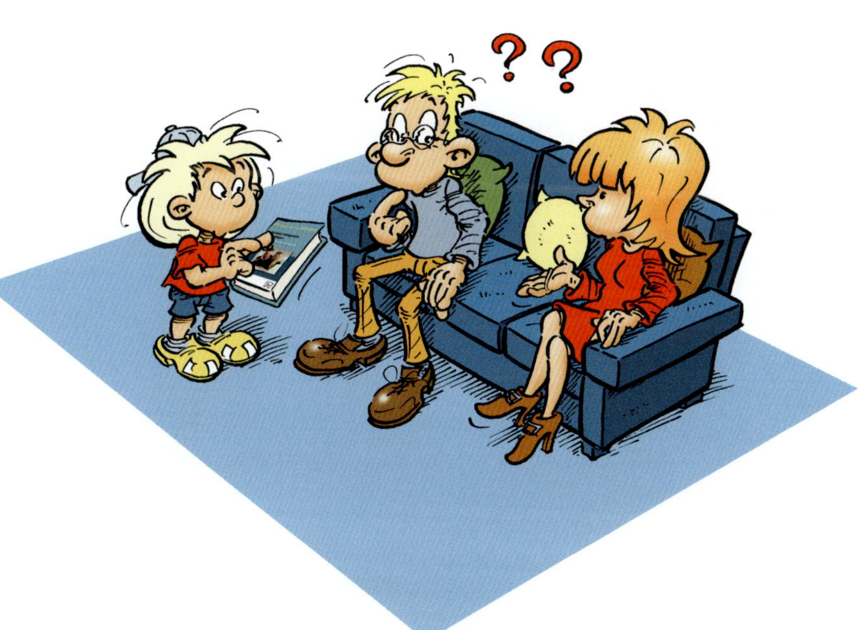

disziplinäre Vereinigung der Stottertherapeuten e.V. (IVS), der Deutsche Bundesverband für Logopädie e.V. (DBL) und der Deutsche Bundesverband der akademischen Sprachtherapeuten e.V. (DBS), deren Adressen Sie im Anhang finden.

Diese Verbände bieten auf ihren Webseiten vielfältige Informationen, Downloads und teilweise auch eine telefonische Beratung an. Auf der Webseite der IVS finden Sie auch eine interaktive Checkliste, die Ihnen Hinweise gibt, ob eine Stotterdiagnostik erforderlich ist.

Recht auf Diagnostik und Beratung

Auch wenn es im Volksmund immer wieder heißt, man solle das Stottern ignorieren, haben Sie ein Recht darauf, Diagnostik, Beratung und ggf. eine Stottertherapie für Ihr Kind zu erhalten. Lassen Sie sich von solchen veralteten Vorurteilen nicht davon abschrecken, einen Termin beim Arzt zu machen. Denn eine logopädische Untersuchung und Behandlung findet ausschließlich auf der Grundlage einer ärztlichen Verordnung statt. Meist sind es Kinderärzte oder HNO-Ärzte, die das Rezept ausstellen, manchmal auch Phoniater, die sich auf Sprechen und Stimme spezialisiert haben.

Kriterien für logopädische Untersuchung

Die Notwendigkeit einer logopädischen Untersuchung und ggf. Behandlung sollten Sie abklären lassen, wenn

- Lautwiederholungen, Dehnungen oder/und Blockierungen vorliegen
- wenn Ihr Kind sich bei diesen Kernsymptomen anstrengt
- wenn Ihr Kind Sprechsituationen vermeidet oder versucht, mit anderen »Tricks« Sprechunflüssigkeiten zu umgehen.
- wenn Ihr Kind emotional auf Redeunflüssigkeiten reagiert, indem es zu sprechen aufhört, wenn es hängenbleibt, wenn es ungeduldig und ärgerlich wird, wenn es fragt »Mama, warum kann ich das nicht sagen?« oder sich zum Beispiel auf den Mund haut.
- wenn Sie selbst besorgt sind, sich hilflos fühlen und das Bedürfnis haben, etwas zu unternehmen, unabhängig vom Schweregrad des Stotterns.

Ärztliche Untersuchung

Während der kurzen ärztlichen Untersuchung sprechen gerade junge Kinder oft wenig, sie geben sich einsilbig und antworten nur das Allernötigste. Das gilt für stotternde und nicht stotternde Kinder gleichermaßen. Somit hat der Arzt wenig Möglichkeit, das Stottern des Kindes selbst zu hören. Hinzu kann die oben genannte Situationsabhängigkeit dazu führen, dass das Stottern gerade jetzt nicht beobachtbar ist. Für viele Eltern ist das sehr belastend, denn sie befürchten, dass der Arzt ihre Sorgen nicht ernst nehmen könnte. Ärzte, die über neuere Forschungsergebnisse informiert sind, kennen jedoch diese Problematik und wissen, dass die Aussagen der Eltern wichtig sind. Um dem Arzt auf jeden Fall zeigen zu können, was Ihnen Sorgen macht, empfiehlt sich, eine Aufnahme des Kindes mit dem Smartphone mitzubringen.

Logopädische Praxen

Wenn Ihr Arzt Ihrem Kind eine logopädische Stotterdiagnostik und gegebenenfalls auch Stottertherapie verordnet hat, sollten Sie nicht zögern, einen Termin in einer logopädischen Praxis zu machen. Logopädische Praxen finden Sie im Branchenverzeichnis oder im Internet auf den oben genannten Webseiten. Weitere Hinweise zur Logopädensuche gibt es im Kapitel »Therapie«.

Untersuchung

Bei der logopädischen Untersuchung Ihres Kindes versucht die Therapeutin, spielerisch einen guten Kontakt zu Ihrem Kind herzustellen. Wenn Kinder unbekümmert drauflos sprechen, erhöht sich die Chance, dass hörbar und sichtbar wird, was

Teddy, Fisch, Papagei!
Na also, kein Stottern!
Wi-wi-wi-wir ham auch nen P-p-p-papagei!

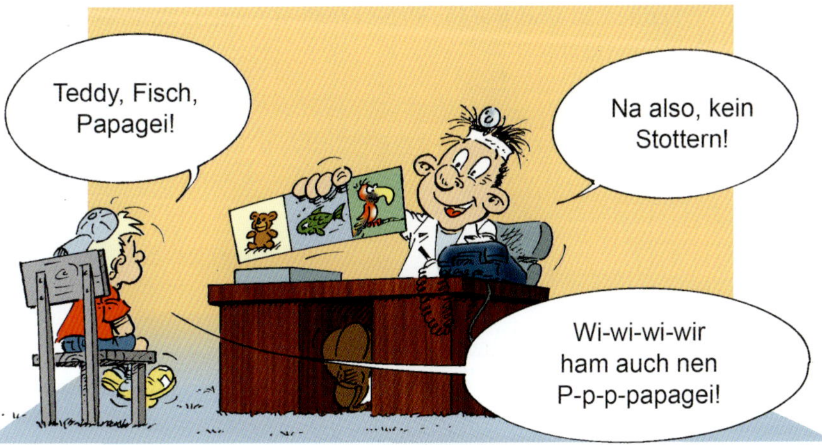

Ihnen Sorgen macht. Viele Praxen zeichnen die Untersuchung auf Video auf, um später das Sprechen Ihres Kindes beurteilen zu können. Die Eltern bekommen häufig verschiedene Fragebögen zum Ausfüllen und werden unter Anderem nach Art und Häufigkeit der Auffälligkeiten gefragt, nach ihrer Umgehensweise damit und ob Stottern schon einmal in der Familie aufgetreten ist. Je nach Alter des Kindes befragt die Logopädin auch das Kind selbst zu seinen Freunden, seinen Hobbys, dem Kindergarten oder der Schule. Um herauszufinden, ob das Kind Stottern bei anderen heraushören kann und wie es emotional darauf reagiert, kann es sein, dass die Therapeutin selbst stottert und das Kind bittet deutlich zu machen, wann es ein gehüpftes Wort herausgehört hat. Ist das Kind schon in der Lage, über sein Sprechen nachzudenken (meist ab 4-5 Jahren), wird es auch befragt, in welcher Art die eigenen Wörter hängen bleiben. Hier möchte die Logopädin herausfinden, inwieweit das Kind sein eigenes Stottern registriert, wie unangenehm ihm das Stottern ist und ob es bereit ist, darüber zu sprechen. Für viele Eltern ist es überraschend zu hören, wie viel ihre Kinder schon über ihr Sprechen nachgedacht haben.

Oft ist es bereits am Ende der Untersuchung möglich, zu diagnostizieren, ob Stottern vorliegt. Aber auch wenn das Stottern nicht behandelt werden muss, sollten Sie darüber informiert werden, woran behandlungsbedürftiges Stottern zu erkennen ist und wie Sie sich verhalten sollten, wenn es dazu kommen sollte.

Behandlungsbedürftiges Stottern

Das Wichtigste in Kürze

Erste Informationen erhalten Sie bei BVSS, IVS, DBL und DBS (siehe Anhang).

Stellen Sie Ihr Kind Ihrem Arzt vor, wenn

- Lautwiederholungen, Dehnungen oder/und Blockierungen vorliegen
- wenn Ihr Kind sich bei diesen Kernsymptomen anstrengt
- wenn Ihr Kind Sprechsituationen vermeidet oder versucht, mit anderen »Tricks« Sprechunflüssigkeiten zu umgehen
- wenn Ihr Kind emotional auf Redeunflüssigkeiten reagiert, indem es zu sprechen aufhört, wenn es hängenbleibt, wenn es ungeduldig und ärgerlich wird, wenn es fragt »Mama, warum kann ich das nicht sagen?« oder sich z. B. auf den Mund haut
- wenn Sie selbst besorgt sind, sich hilflos fühlen und das Bedürfnis haben, etwas zu unternehmen, unabhängig vom Schweregrad des Stotterns.

Der Arzt untersucht Ihr Kind und stellt bei Bedarf eine Verordnung für eine logopädische Untersuchung und eine Stottertherapie aus.

Wie verhalte ich mich gegenüber dem Stottern?

Mutter eines 4jährigen Mädchens: *Mit dem Stottern angenommen werden von mir, das ist das wichtigste, ihr Halt und Sicherheit geben, ihr zeigen dass se gut is so wie se is. Und wenn ich schlechter Laune bin, versuch ich, ihr das zu erklären. Linn versteht das zwar noch nicht, aber ich muss dann kein schlechtes Gewissen haben.*

Mutter eines 6jährigen Jungen: *Ich merke schon, dass ich innerlich angespannt bin, lasse es mir aber (ich hoffe mal....) nicht anmerken. Daran arbeite ich und versuche reflektiert zu bleiben. Ich spreche insgesamt langsamer (aber nicht übertrieben langsam) und versuche ihm das Gefühl zu geben, dass mich der Inhalt seiner Äußerungen sehr interessiert.*

Mutter eines 19jährigen, nicht mehr stotternden Jungen: *Wie sollen wir uns Tim gegenüber verhalten, haben wir uns gefragt. Setzen wir ihn zu sehr unter Druck? Äußerlich haben wir versucht, ruhig zu bleiben und Tim zuzuhören. Innerlich waren wir sehr sehr traurig und beunru-*

higt. Ich bin sicher, dass Tim unsere Sorgen gespürt hat. Ich konnte keine wirkliche Zuversicht und Ruhe ausstrahlen, da meine Schwester ebenfalls stottert und ihr Leben lang darunter gelitten hat.

Intuitiv verhalten sich viele Eltern genau richtig, wenn sie mit ihrem stotternden Kind sprechen. Doch gerade Unwissenheit, die Besorgnis und der Druck, dem Kind helfen zu wollen, können dazu führen, dass Eltern ihr Kind verunsichern.

Aktives Zuhören

Das »aktive Zuhören« ist die beste Art, auf Sprechunflüssigkeiten zu reagieren. Die Gesprächspartner zeigen dem Kind ihr Interesse an dem, was es zu sagen hat. Ob es gerade gestottert hat, ist zunächst nebensächlich.

Beispiel: Sven (6 Jahre) erzählt aufgeregt: »I-i-i-in der Sch-sch-schule hatten wir heute d-d-das e-e-erste Mal Mmmmm – M-mathe.« Seine Mutter antwortet: »Mathe? das ist ja spannend. Was habt ihr denn da gemacht?« und zeigt so ihr Interesse am Inhalt von Svens Äußerung. Sven erfährt so, dass das, was er zu sagen hat, ernst genommen wird, unabhängig davon, ob er gestottert hat oder nicht. Er lernt unbewusst, dass er wichtige Gesprächsbeiträge liefern kann. Die Sicherheit, unabhängig vom Stottern etwas Sinnvolles zu einem Gespräch beitragen zu können, ist ein wichtiger Aspekt eines selbstbewussten Auftretens.

In erster Linie geht es Kindern darum, verstanden zu werden. Wenn sie zu hören bekommen »jetzt sprich doch mal ordentlich, hol erst mal tief Luft«, sind sie zu Recht verärgert, weil ihr Gegenüber sich offensichtlich mehr für ihre Sprechweise und nicht für den Inhalt interessiert.

Hilfestellung

Doch manchmal sind Kinder so aufgeregt, dass sie einfach nicht mehr verständlich erzählen können. Dann kann es hilfreich sein, wenn sie eine Hilfestellung bekommen.

Beispiel: Sven kommt aufgeregt ins Haus gerannt. Hechelnd steht er vor seiner Mutter und ringt um Worte. Das Stottern erlaubt ihm nicht zu sprechen. »Du hast etwas Aufregendes zu erzählen? Die Wörter wollen gerade nicht rauskommen. Komm, wir setzen uns hin, bis du etwas mehr Luft zum Sprechen hast, und dann erzählst Du mir, was passiert ist!«

Nicht immer fallen einem in solchen Momenten gute Hilfestellungen ein. Manchmal ist man zu sehr mit eigenen Gefühlen beschäftigt. Doch immer geht es darum, dass das Kind letztendlich seine Botschaft vermittelt und in Ihnen einen interessierten Zuhörer hat.

Alle Kinder wollen zeigen, was in ihnen steckt. Und gerade Kindern ist Gerechtigkeit sehr wichtig. Daher ist es sinnvoll, stotternde Kinder soweit wie möglich genauso wie nichtstotternde zu behandeln. Eine Sonderrolle haben sie schon durch das Stottern selbst, sie muss nicht dadurch verstärkt werden, dass ihnen jede Schwierigkeit aus dem Weg geräumt wird. Doch ein Kind darf auch nicht überfordert werden. Oft ist es günstig, das Kind selbst dazu zu befragen.

Sonderrolle

Beispiel: Noah (7 Jahre) ist zu Hause normalerweise ein sehr sprechfreudiges Kind. Doch heute ist Tante Leonie mit ihren drei Kindern zu Besuch. Noah kennt seine Cousins kaum, ist sehr verlegen und spricht kaum. Er drückt sich viel bei seiner Mutter herum und flüstert ihr ins Ohr, was sie die Cousins fragen soll. Er möchte nicht, dass die anderen sein Stottern bemerken. Die Mutter fordert ihn auf, trotzdem selbst zu fragen, aber erst später. Zuerst sollten sie doch alle mal im Garten eine Runde Fußball spielen. Noah wird auf diese Weise vertrauter mit den Cousins und hat später keine Hemmungen mehr, seine Frage zu stellen.

Beim Gute-Nacht-Sagen überlegen die beiden, wie sie in Zukunft mit solchen Situationen umgehen sollen. Noah meint, dass es gut war, dass er selber gefragt hat, und es ja gar nicht so schlimm war zu stottern, denn die anderen hätten gar nichts gesagt. »Aber was soll ich denn tun, wenn die fragen: Warum sprichst du so komisch?« »Eigentlich müssten wir ihnen vorher erklären, dass du stotterst«, entgegnet die Mutter. »Wie soll das denn gehen, ich weiß doch selbst nicht, warum ich stotter und was das ist«, gibt Noah zu bedenken. Und so reift der Entschluss zu einer Stottertherapie.

Eltern stotternder Kinder berichten häufig, dass sie es

anstrengend finden, mehr Zeit beim Zuhören aufbringen zu müssen. Es fordert immer wieder Geduld zu warten, bis ein Satz ausgesprochen ist. Von daher ist es nur zu verständlich, wenn Sie innerlich unruhig werden, vor allem, wenn Sie selbst unter Zeitdruck stehen. Grundsätzlich ist es erleichternd, wenn stotternde Kinder entspannte Zuhörer haben. In vielen Gesprächen kann es helfen, wenn Sie sich bewusst entspannen, indem Sie z. B. Kiefermuskulatur und Schultern locker lassen und Ihren eigenen Atem beobachten. Doch das ist nicht immer möglich, denn manchmal hat man einfach keine Zeit. Für ein Kind wird das verständlicher, wenn Sie erklären, dass Sie gerade nicht zuhören können, weil Sie unter Zeitdruck stehen. Wenn Sie hinzufügen, wann Sie in absehbarer Zeit in Ruhe zuhören können, ist das Warten für Ihr Kind leichter auszuhalten.

Entspanntes Zuhören

Viele Elternratgeber betonen, wie wichtig es ist, ruhige Situationen für das Kind zu schaffen. Grundsätzlich ist das richtig und das eben genannte Vorgehen ist eine Möglichkeit dazu. Doch in der Realität ist es nur begrenzt möglich, den Familienalltag ruhiger zu gestalten. Sie können Geschwisterkinder nicht »ruhigstellen« und auch Ihren eigenen Tageslauf nicht völlig verändern. Daher sollten Sie sich kein schlechtes Gewissen machen, wenn Ihnen das nicht gelingt. Vielleicht entdecken Sie aber im Alltag einzelne veränderbare Auslöser für vermehrtes Stottern, etwa bestimmte Fernsehsendungen oder bei manchen Kindern zu wenig Schlaf und anderes mehr. Wenn Sie diese Auslöser weglassen indem Sie z. B. andere Fernsehsendungen heraussuchen oder für ausreichend Schlaf sorgen, kann das bewirken, dass das Stottern in diesem Zusammenhang seltener auftritt. Eine grundlegende Verbesserung ist aber nicht sicher zu erwarten.

Auslöser für vermehrtes Stottern

Langsames Sprechen

Eltern wird oft auch empfohlen, mit ihren Kindern langsamer zu sprechen. Die Begründung ist, dass auf diese Weise flüssiges Sprechen bei Kindern begünstigt wird. Man hat beobachtet, dass Stotternde flüssiger sind, wenn sie selbst langsam sprechen. Aber die meisten Kinder reagieren verunsichert und manchmal sogar ungehalten, wenn man sie direkt ermahnt, langsam zu sprechen. Sie vermuten, dass der Zuhörer gar nicht interessiert ist an dem, was sie erzählen, sondern nur auf das Stottern achtet. Außerdem ist es für ein Kind sehr anstrengend, immer daran zu denken, langsam zu sprechen. Das können Sie nachvollziehen, indem Sie versuchen, während eines längeren Gesprächs das langsame Sprechen durchzuhalten. Weil all dies dagegen spricht, das Kind direkt zum langsamen Sprechen anzuleiten, hoffte man, dass die Kinder das langsame Sprechen von ihren Eltern übernehmen. Untersuchungen haben jedoch ergeben, dass Kinder trotz der verlangsamten Sprechweise ihrer Eltern selbst nicht langsamer sprechen. Die Wirksamkeit für das Stottern ist nicht sicher nachgewiesen.

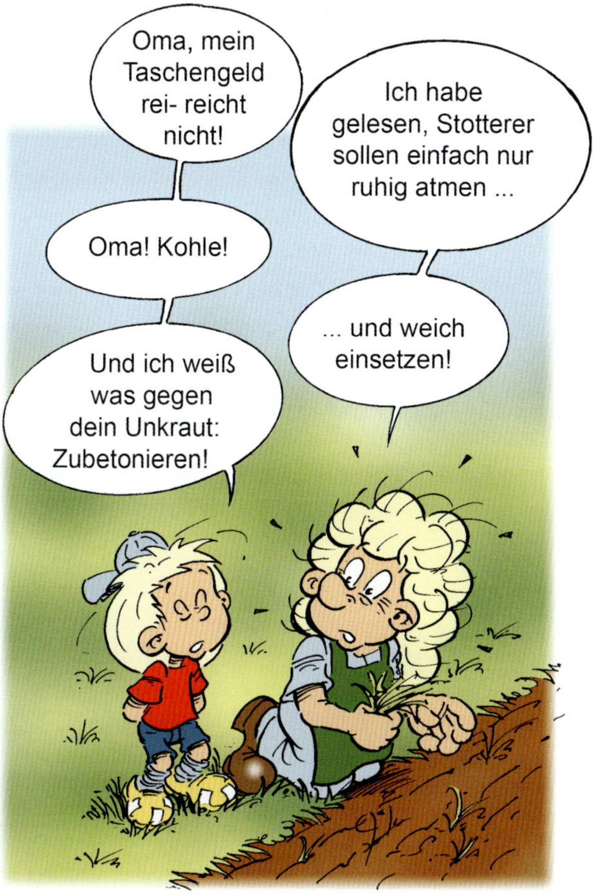

Das oben genannte aktive Zuhören verlangsamt übrigens die Kommunikation, denn das Kind bekommt ausreichend Zeit, seine Gedanken zu entwickeln und muss sich nicht beeilen in der Sorge, dass man ihm gleich nicht mehr zuhört.

Geschwister

Wenn Geschwister am Familiengespräch beteiligt sind, geraten manche stotternden Kinder ins Hintertreffen. Andere wiederum erhalten viel mehr Aufmerksamkeit als ihre nicht stotternden Geschwister. Am gemeinsamen Abendbrottisch herrscht oft der »Kampf ums Wort«. Dies ist eine schwierige Situation für viele Eltern, denn sie möchten einerseits gerecht jedem Kind die gleiche Redezeit geben, andererseits möchten sie dem stotternden Kind auch die Möglichkeit geben, seine Dinge zu erzählen. Wenn die Geschwister über Stottern informiert sind, verstehen sie, dass es gerecht ist, dem stotternden Kind mehr Zeit einzuräumen. Je nach Alter der Geschwister eignen sich die Bücher »Was ist ein U-U-Uhu?« und »Murmeli schlau sucht einen Ba-bau« oder das Anstoßexperiment, das im Kapitel »Was ist Stottern und was nicht?« beschrieben ist. So kann man ihnen erklären, dass es fair ist, ein stotterndes Kind ausreden zu lassen wie alle anderen und dass es dafür eine etwas längere Redezeit braucht.

Das ist aber lecker!
Wi-wi-wi-
Bitte, denk morgen ...
Kann ich mal das Salz haben?
Wer ist heute mit dem Abwasch dran?
Hast du Milch besorgt?
Ich habe meine Mathearbeit zurück!
Was ist das Grüne da?
K-k-k-kann ich noch ...

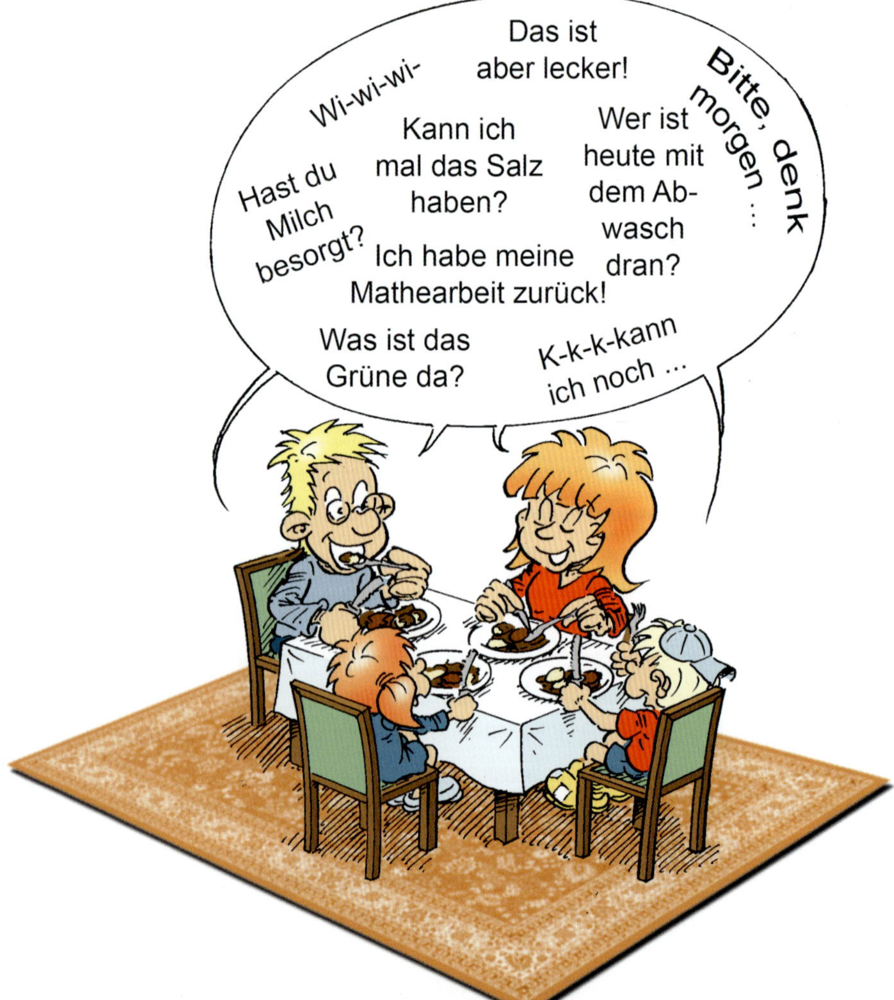

Unterbrechungen im Gespräch

Häufige Unterbrechungen im Familiengespräch erhöhen den Stress für ein stotterndes Kind. Auch gelingt es stotternden Kindern oft nicht, andere zu unterbrechen. In diesem Fall können wir von den Indianern lernen, die in Gesprächsrunden einen mit Federn geschmückten »Redestab« nutzten. Wer ihn in der Hand hielt, durfte sprechen, ohne unterbrochen zu werden. War der Sprecher fertig, gab er den Stab weiter. Natürlich fordert dies auch von den Eltern, sich an die Regeln zu halten, sonst verlieren diese schnell an Wirksamkeit.

Fast alle Geschwister streiten von Zeit zu Zeit miteinander. Im Streit lernen sie, sich zu behaupten, Kompromisse zu schließen oder mit einer Niederlage fertig zu werden. Geschwister kennen einander sehr gut und wissen, wie sie einander treffen können. Auch das Stottern kann in diesen Auseinandersetzungen genutzt werden. Das stotternde Kind könnte möglicherweise Vorrechte für sich fordern, die über das hinausgehen, was seine Nachteile durch das Stottern ausgleichen würde. Geschwisterkinder könnten wegen des Stotterns hänseln oder ausnützen, dass sich das stotternde Kind sprachlich nicht so gut wehren kann. Manchmal ist der Hintergrund dieser Konkurrenz, dass sich ein Kind weniger von den Eltern beachtet fühlt, z. B. wenn mit dem stotternden Kind attraktive Übungen durchgeführt werden oder wenn die Geschwister ungerecht finden, dass es mehr Redezeit bekommt. Hier hilft es, den Geschwistern zu erklären, warum Sie sich so entschieden haben und gegebenenfalls auch mit ihnen individuell besondere Vorhaben abzusprechen.

Konkurrenz

Ein Beispiel: Tom, 5 Jahre, stottert. Er und sein achtjähriger Bruder Moritz hängen sehr aneinander. Zur Zeit lassen die beiden jedoch keine Gelegenheit aus, einander zu ärgern. Tom fällt es schwer zu akzeptieren, dass Moritz als der Ältere manche Vorrechte hat. Moritz ärgert sich über Tom, weil der ungefragt mit seinen Legobauwerken spielt. Außerdem findet er es ungerecht, dass Mama mit Tom zur Logopädie fährt und Tom danach ein Eis bekommt, er aber in dieser Zeit ruhig seine Hausaufgaben machen soll. In seinem Ärger äfft Moritz

Toms Stottern manchmal nach, was Tom so wütend macht, dass er mit Fäusten auf ihn losgeht. In seiner Wut kommen die Schimpfworte völlig flüssig aus seinem Mund. Die Mutter ist entsetzt, dass Moritz das Stottern nachäfft. Um den Streit zu beenden, schickt sie beide Kinder in ihre Zimmer. Doch Tom scheint nicht so sehr darunter zu leiden, denn kurze Zeit später spielen die beiden wieder friedlich miteinander.

Im Gespräch mit ihrem Mann und einer Freundin wird den Eltern bewusst, dass Moritz sich benachteiligt fühlt und das Stottern benützt, um sich an Tom zu rächen. Die Freundin hat selbst zwei Kinder, die häufig aufeinander eifersüchtig sind. Sie hat gute Erfahrungen damit gemacht, dass sie etwas mit jedem Kind allein unternimmt. Und so hat der Vater die Idee, zusammen mit Moritz einen Ausflug zum nahegelegenen Flughafen zu machen, während die Mutter mit Tom ins Spaßbad fährt. Als Tom schon schläft, erklären die Eltern ihrem Großen, was Stottern ist. Sie sagen, dass sie verstehen können, dass er sich manchmal so über Tom ärgert und ihn nachäfft, dass sie das aber unfair finden, weil Tom ja nichts dafür kann. Moritz überlegt einen Moment und sagt dann: »Wenn ich richtig sauer bin auf den Tom, weil er meine Legos kaputt macht, kann ich ja sagen, dass ich seine Bilder kaputtmache, wenn er nicht aufhört.«

Beide Kinder kamen begeistert von ihren Ausflügen zurück, fühlten sich nicht gegenüber dem Geschwisterkind benachteiligt und die Konkurrenz nahm ab. Von Zeit zu Zeit wiederholen die Eltern diese Ausflüge mit einem einzelnen Kind, vor allem im gemeinsamen Urlaub, da es sich dann leichter organisieren lässt. Die Erinnerungen an die Ausflüge zu zweit wollen weder die Kinder noch die Eltern missen.

Über Stottern sprechen

Darf ich vor meinem Kind mit anderen über Stottern sprechen? Grundsätzlich ist es kein Problem, wenn Sie mit anderen über das Stottern sprechen, während das Kind zuhört. Sie sprechen ja auch über eine Erkältung des Kindes mit der Nachbarin. Für ein Kind, das über sein Stottern Bescheid weiß und sich deshalb nicht schämt, zeigt das, dass auch Sie daraus kein Geheimnis machen und zu ihm und seinem Stottern stehen.

Viele Eltern haben Scheu, vor dem Kind über Stottern zu sprechen. Das ist berechtigt, solange sie sich dabei befangen fühlen und Sorge haben, das Kind zu beunruhigen. Für Kinder ist es belastend, wenn Eltern wie in folgendem Beispiel sprechen: Frau R. erzählt der Oma hinter vorgehaltener Hand über das Stottern. Ihr 5jähriger Sohn Lion spielt daneben mit Duplo-Steinen: »Letzte Woche war das Sprechen wieder ganz schlecht. Richtig schlimm.« Wenn bisher mit Lion nie über Stottern gesprochen wurde, beginnt er zu grübeln: »Was ist das, was ich so schlimmes mache?« Und wenn er schon bemerkt hat, dass seine Wörter nicht herauskommen, wird er sich möglicherweise denken: »Warum sagen mir meine Eltern nicht, was los ist, sondern reden mit anderen darüber? Und dann sagen sie, dass es so schlimm ist. Das muss wirklich schlimm sein mit meinem Sprechen, so schlimm, dass ich es nicht wissen soll.«

Wenn Lion kindgerecht über Stottern aufgeklärt wurde und wenn Frau R. der Oma ihre Beobachtungen in anderer Form mitteilt, hört sich das für ihn ganz anders an: »Letzte Woche sind viele Wörter steckengeblieben. Es war manchmal anstrengend für Lion, das Wort herauszubekommen, aber vor allem für mich zuzuhören. Ich glaube, ihm hat es weniger ausgemacht als mir.«

Sich abstimmen mit älteren Kindern

Es kann sinnvoll sein, mit Schulkindern und Jugendlichen zu besprechen, mit wem und wie die Eltern über das Stottern sprechen dürfen. Denn wenn sich Kinder sicher sind, dass ihre Eltern respektieren, dass über Stottern nur mit ausgewählten Personen gesprochen werden darf, sind sie eher bereit, von sich zu erzählen.

Weitere Hinweise dazu, wie Sie mit Ihrem Kind über Stottern sprechen können, finden Sie im Kapitel »Mit dem Kind über Stottern sprechen«.

Das Wichtigste in Kürze

- Die beste Art, auf Stottern zu reagieren, ist aktives Zuhören. Wenn Sie auf diese Weise Ihr Kind ernst nehmen, stärken Sie gleichzeitig sein Selbstbewusstsein. Es lernt so, dass es auch mit Stottern etwas Wichtiges zum Gespräch beitragen kann.
- Stotternde Kinder sollen möglichst genauso behandelt werden wie andere Kinder, damit sie möglichst wenig in eine Sonderrolle geraten.
- Sie dürfen mit dem Kind über Stottern sprechen und auch gemeinsam überlegen, wie schwierige Situationen bewältigt werden können.
- Sie dürfen mit anderen im Beisein des Kindes sachlich über Stottern sprechen, solange Sie auch mit Ihrem Kind offen über Stottern sprechen.

Warum stottert gerade mein Kind?

Mutter eines 19jährigen nicht mehr stotternden Jungen: *Die Frage nach dem »warum« war für mich die zentrale Frage. Für mich war klar, dass Tims Sprechprobleme durch Stress ausgelöst wurden. Er hatte Mühe mit dem Lesenlernen in der Schule und besuchte einen Schwimmkurs mit einer sehr rabiaten Schwimmlehrerin. Er hatte auch Angst im Wasser. Da Tim ein Frühchen war und entwicklungsverzögert, dachten wir auch an Spätschäden.*

Mutter eines 16jährigen stotternden Jungen: *Mein Sohn stottert kaum. Wenn es stärker wird, weiß ich, dass er krank wird. Das Sprechen ist sozusagen seine Schwachstelle im Körper.*

Vererbung und Steuerung im Gehirn

Warum stottert gerade mein Kind? Diese Frage stellen sich Eltern immer wieder. Vererbung und die Steuerung des Sprechens im Gehirn spielen eine große Rolle, doch eigentlich steckt hinter dieser Frage eigentlich die Fassungslosigkeit, dass das eigene Kind betroffen ist, und ein Hadern mit dem Schicksal. Dennoch kann hier das Wissen um die Ursachen des Stotterns ein wenig Orientierung geben.

Was verursacht Stottern?

Wissenschaftler stimmen darin überein, dass Stottern eine genetische Ursache hat. Viele stotternde Kinder haben mindestens einen Verwandten oder Vorfahren, der stottert oder der als Kind gestottert hat. Manche Kinder haben die Veranlagung zum Stottern, ohne stotternde Verwandte zu haben. Dass Stottern eine genetische Ursache hat, bedeutet nicht, dass das Stottern ein Leben lang bestehen bleibt. Gerade Kinder haben gute Chancen für eine Heilung. Leider lässt sich nicht vorhersagen, ob ein bestimmtes Kind sein Stottern verlieren wird oder ob es sich weiter entwickelt.

Was geschieht während eines Stottermomentes?

Bisher weiß man nicht sicher, was passiert, während ein Wort »steckenbleibt«. Man hat bei stotternden Kindern festgestellt, dass die Zusammenarbeit von Bereichen im Gehirn, die für die Sprechsteuerung zuständig sind, störungsanfälliger ist. Dies versuchen manchmal andere Bereiche im Gehirn zu kompensieren, indem sie gestörte Funktionen übernehmen. In der Fachwelt ist man sich einig, dass Stottern keine psychische Ursachen hat, sondern auf einer besonders störungsanfälligen Steuerung des Sprechens im Gehirn beruht, die manchmal für Momente fehlerhaft arbeitet.

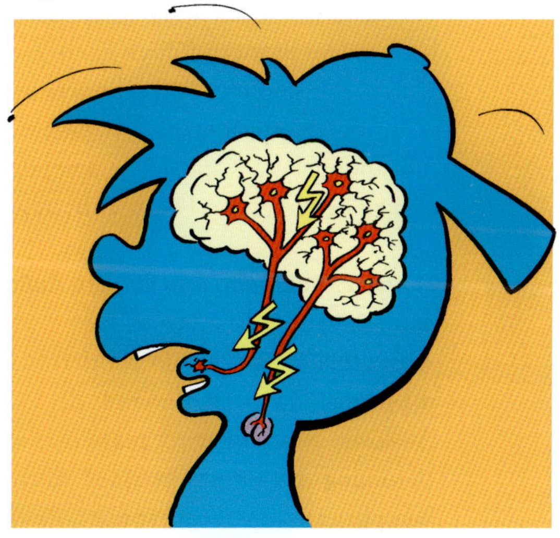

Wenn stotternde Kinder die Sprechstörung wieder verlieren, könnte das daran liegen, dass die Sprechsteuerung später »nachreift« oder dass sie die Störung besser kompensieren können.

3-Faktoren-Modell

Warum stottert ein Kind manchmal häufig und dann wieder gar nicht?

Sicher haben Sie auch schon festgestellt, dass das Stottern eines Kindes sehr schwankend verläuft. Manchmal spricht es flüssig, und kurze Zeit später stottert es. Dies ist typisch für die meisten stotternden Kinder. Man kann sich vorstellen, dass folgende drei Faktoren[1] dabei eine Rolle spielen:

Faktor 1: Die Steuerung der Sprechmotorik ist fehleranfällig

Diese Fehleranfälligkeit ist nach diesem 3-Faktoren-Modell Voraussetzung für die Entwicklung von Stottern. Ohne sie würde sich kein Stottern entwickeln. Diese Fehleranfälligkeit kann während der Hirnreifung in der Kindheit vorübergehend sein und verliert sich wieder – das Stottern bildet sich zurück.

Genetik

Manche Kinder haben jedoch aus genetischen Gründen eine überdauernde Fehleranfälligkeit der Sprechsteuerung, die zu bleibendem Stottern führen kann. Es ist anzunehmen, dass es Kinder mit stärkerer und schwächerer Fehleranfälligkeit gibt.

In der Stottertherapie vermitteln Ansätze zur Stottermodifikation (siehe Kapitel Therapie) dem Kind die Möglichkeit sich zu helfen, wenn Fehler auftreten.

Faktor 2: Betonung und längere Äußerungen lösen Stottern aus

Aber warum spricht ein Stotternder manchmal flüssig und manchmal nicht? Hier kommt der zweite Faktor ins Spiel, die Auslöser. Stottern wird ausgelöst, wenn beim Sprechen die Betonung der Stimme schnell wechselt. Und je länger und komplizierter das Kind spricht, desto häufiger und schneller wechselt die Betonung und desto häufiger werden Fehler, also Stottermomente, ausgelöst. Bei flüssigen Sprechern kann man

[1] Modell entwickelt von Packman & Attanasio 2010, modifiziert von Sandrieser & Schneider 2015.

mit Zungenbrechern eine ähnliche Reaktion hervorrufen. Versuchen Sie einmal, den folgenden Zungenbrecher so schnell wie möglich 5 mal hintereinander sprechen:

Fischers Fritz fischt frische Fische, frische Fische fischt Fischers Fritz.

Wenn sie einen Fehler gemacht haben, war ihre Sprechsteuerung überfordert und funktionierte nicht korrekt. Für einen Moment haben sie die Kontrolle über das Sprechen verloren, obwohl sie genau wussten, was sie sagen wollten. Was sie gerade erfahren haben, unterscheidet sich zwar von Stottern, gibt aber Nichtstotternden immerhin einen Eindruck davon.

Kontrollverlust

Stottern tritt demnach seltener in einzelnen einfachen Wörtern auf. Deshalb beginnen viele Therapieansätze für Kinder mit einzelnen einfachen Wörtern und steigern dann die Länge der Äußerungen behutsam. Fluency-Shaping-Ansätze (siehe Kapitel Therapie) hingegen verändern die gesamte Sprechweise, um flüssiges Sprechen herzustellen.

Faktor 3: Was den Schutzwall stärkt und schwächt

Sie könnten jetzt zu Recht fragen, wie es kommt, dass ein Satz völlig flüssig sein kann, wenn er zum Haustier gesagt wird, und genau derselbe Satz in der Schule vor der Klasse gesprochen voll von Stottern ist. Für dieses Phänomen ist der dritte Faktor verantwortlich, der Schutzwall. Ein Beispiel:

Schutzwall

Joe sitzt allein im Garten, hat sein Kaninchen auf dem Schoß und sagt zu ihm: »Ich finde es gemein von Mike, dass er mir mein Lieblingsspiel weggenommen hat.« Er spricht flüssig, denn er weiß, dass das Kaninchen ihn nicht auslacht oder kritische Fragen stellt. Er muss keine Angst vor ihm haben und darf sich so ausdrücken, wie es ihm gerade in den Sinn kommt, und er hat vor allem das Gefühl, verstanden zu werden. All das stärkt den Schutzwall, der vor Auslösern abschirmt und mehr flüssiges Sprechen möglich macht. Wenn er denselben Satz zum Lehrer sagt, muss er damit rechnen, dass der Lehrer gerade keine Zeit hat oder nachfragt, wieso er das Spiel überhaupt in die Schule mitgebracht hat. Außerdem ist für Joe der Lehrer eine Respektperson, und er ist immer aufgeregt, wenn er das Wort an ihn richtet. Der Schutzwall ist dadurch geschwächt und die Sprechsteuerung ist jetzt nicht mehr gut vor Auslösern geschützt. Sie macht deshalb mehr Fehler und Joes Stottermomente werden häufiger.

Es kommt also auf die Befindlichkeit eines Kindes an, sozusagen »wie es gerade drauf ist«, ob sein innerer Schutzwall eher stark oder eher schwach ist. Dabei spielen auch die Eigenschaften, Fähigkeiten und Lernerfahrungen eines Kindes eine große Rolle. Dazu zwei Beispiele:

Marvin kommt aus dem Kindergarten. Er ist völlig aufgebracht, weil ihm ein anderes Kind sein Täschchen weggenommen hat. Es war ihm nicht gelungen, es wieder zurückzubekommen. Bei seinem Bericht stottert er bei fast jedem Wort lang und angestrengt. Das Stottern macht ihn wütend.

Faktor 1: Durch seine genetische Veranlagung ist seine sprechmotorische Steuerung besonders störanfällig, auch wenn bei keinen Verwandten Stottern bekannt ist.

Faktor 2: Er möchte schnell viel erzählen. Die damit verbundenen langen Sätze lösen Stottern aus

Faktor 3: Er ist sehr aufgeregt wegen des Verlusts des Täschchens – dies schwächt den Schutz vor Auslösern. Er ärgert sich über sein Stottern, weil es so lange dauert und er merkt, dass seine Mama sich deshalb Sorgen macht, was seinen inneren Schutz zusätzlich schwächt. Eigentlich ist seine Sprachentwicklung noch nicht weit genug, um so etwas Kompliziertes sprachlich zu berichten, weshalb er überfordert ist. Er fängt Sätze an, bricht sie ab, formuliert neu. Das verbraucht so viel Aufmerksamkeit, dass für die Sprechsteuerung nicht mehr viel Energie übrig bleibt – auch dies schwächt den Schutz.

Seine Mutter hat diese Zusammenhänge erkannt und versucht,

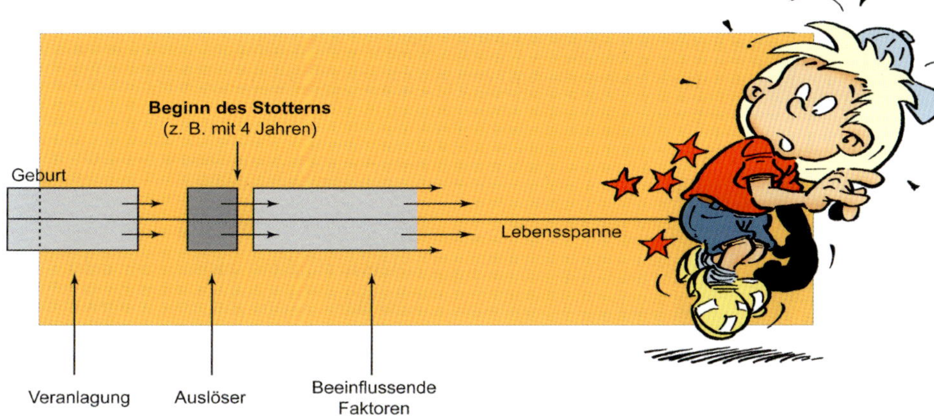

ihm zu helfen. Sie erzählt Marvin, was sie schon verstanden hat, setzt sich zu ihm und hört ihm gut zu. Manchmal hilft das, doch diesmal ist Marvin so aufgeregt, dass er anfangs das beruhigende Zuhören seiner Mama gar nicht bemerkt. Erst nach einer Weile lässt er sich innerlich darauf ein, die Aufregung sinkt, das Stottern ärgert ihn nicht mehr so und es werden etwas weniger Stottersymptome. Doch sie bleiben häufiger als sonst, denn nun will Marvin die Geschichte ganz genau erzählen und die Sätze werden länger und komplizierter.

An diesem Beispiel wird deutlich: Marvins Mutter hat völlig richtig gehandelt, und dennoch bleibt das Stottern häufig, denn den inneren Schutzwall eines Kindes kann man von außen nur indirekt und nicht immer beeiflussen. Ob ein Kind darauf reagiert, lässt sich nicht vorhersagen.

Beispiel 2: Auch Lotte wurde von einem anderen Kind das Kindergartentäschchen weggenommen. Sie ist ziemlich selbstbewusst und hat das andere Kind gleich zur Rede gestellt und das Täschchen ohne größere Probleme wieder bekommen. Dass sie dabei häufig, aber kurz und entspannt gestottert hat, war ihr gar nicht aufgefallen, obwohl sie weiß, dass sie stottert. Nun berichtet auch sie zu Hause davon, wobei sie vereinzelt stottert.

Faktor 1: Lottes sprechmotorische Steuerung ist störanfällig. Ihre Mutter stottert, die genetische Veranlagung dazu hat Lotte geerbt.

Faktor 2: Auslösend wirkt, dass sie in längeren Sätzen berichtet.

Faktor 3: Ihr innerer Schutzwall schützt sie gut vor den Auslösern. Trotz vererbter Fehleranfälligkeit wirken sie nicht so stark. Das kommt daher, dass Lotte gut mit solchen Situationen fertig werden kann, weshalb sie relativ gelassen bleibt. Durch ihr Stottern wird sie nicht irritiert und auch ihre sprachlichen Fähigkeiten erlauben ihr, sich auszudrücken.

Dass Lotte sich nicht durchs Stottern irritieren lässt, hat seinen Grund: Lotte erlebt täglich, wie ihre Mutter selbstbewusst mit jedem spricht und dabei stottert, ohne sich dafür zu schämen, und bei Bedarf den Gesprächspartner über ihr Stottern aufklärt. Das lässt Lotte gar nicht auf die Idee kommen, dass man Angst vor dem nächsten Stottern haben könnte. Als andere Kinder sie ungeschickt nach ihrem Stottern fragen, sagt sie selbstsicher: »Ich stotter halt, und jetzt lasst uns weiterspielen!« So hat Lotte einen guten inneren Schutz aufgebaut.

Immer wenn ein Kind mit der Veranlagung zum Stottern spricht, kann es sein, dass Stottersymptome ausgelöst werden. Wie oft und wie schwer das Stottern dann aber auftritt, ist davon abhängig, wie gut der Schutz für die Sprechsteuerung in dem Moment wirkt. Und diesen inneren Schutz bildet das Kind auf der Grundlage seiner Erfahrungen und seiner ganz persönlichen Fähigkeiten und Eigenschaften.

Sicher hat vieles von dem, wie Sie bisher Ihr Kind unterstützt haben, dazu beigetragen, diesen inneren Schutz zu stärken. Dieser Ratgeber wurde geschrieben, Ihnen dabei Sicherheit und zusätzliche Unterstützung zu geben.

Stärkung des Schutzwalls

Viele gute Ansätze der Stottertherapie mit Kindern verfolgen direkt oder indirekt das Ziel, den Schutzwall zu verbessern. Der Schutzwall wird beispielsweise gestärkt durch

- die wiederholte Erfahrung, dass man etwas zu sagen hat und dass andere einem interessiert zuhören;
- das Vertrauen darauf, in schwierigen Gesprächssituationen Herr der Lage zu sein oder zu werden. Dies erleichtert es dem Kind, nicht von Angst und Aufregung überschwemmt zu werden. Dies Vertrauen erwirbt man vor allem durch die Erfahrung, selbst Probleme gelöst zu haben. Daher ist es gut, Kindern solche Erfahrungen zu ermöglichen. Manche Therapieansätze beinhalten daher »Mutproben«;
- die Fähigkeit, sich sprachlich auszudrücken. Eine gestörte Sprachentwicklung muss daher behandelt werden;
- das sichere Wissen, dass Stottern ok ist und man sich dafür nicht schämen muss;
- Möglichkeiten sich zu helfen, wenn Stottern auftritt, oder Möglichkeiten ihm vorzubeugen.

Schwächung des Schutzwalls

Der Schutzwall kann unter anderem geschwächt werden durch

- Aufregung – und zwar sowohl positiver Art wie die Vorfreude auf den Geburtstag als auch negativ wie Angst vor dem Referat in der Schule;
- Angst vor dem Sprechen und dem Stottern;
- das Gefühl, dem Stottern ausgeliefert zu sein;
- Verunsicherung durch ungünstiges beschämendes Verhalten anderer;
- eine verzögerte Sprachentwicklung.

Bei jedem Kind ist die zugrunde liegende Fehleranfälligkeit unterschiedlich stark ausgeprägt. Auch der Schutzwall ist, wie die Beispiele zeigen, bei jedem Kind anders. Daher muss auch jede Stottertherapie individuell angepasst werden und dauert nicht bei allen Kindern gleich lang. Und selbst, wenn das Stottern sich nicht von allein zurückbilden sollte, können Kinder ihr Stottern und ihr Leben mit einem guten Schutzwall in den Griff bekommen.

Das Wichtigste in Kürze

Für ein einzelnes Kind kann nicht festgestellt werden, woher das Stottern kommt und wie der weitere Verlauf sein wird.

Das 3 Faktoren Modell hilft, die Variabilität von Stottern, aber auch die Wirkweise von Therapien zu erklären.

Faktor 1: Die Steuerung des Sprechens im Gehirn ist bei Stotternden aufgrund einer genetischen Veranlagung besonders störanfällig.

Faktor 2: Schnelle Wechsel in der Betonung beim Sprechen und komplexere sprachliche Äußerungen können Fehler auslösen, die als Stottersymptome hörbar werden.

Faktor 3: Ein „Schutzwall" aus beeinflussenden Faktoren bewirkt, wie leicht sich Stottersymptome auslösen lassen. Ein guter Schutzwall verhindert, dass die Auslöser die Sprechsteuerung stören – die flüssigen Redeanteile sind größer. Ein schwacher Schutzwall lässt früher zu, dass die Auslöser die Sprechproduktion stören, und das Stottern tritt häufiger auf.

Ein Kind kann den Schutzwall durch positive Erfahrungen stärken, die es im Umgang mit seinen Eltern und im Alltag macht. Stottertherapien können an allen 3 Faktoren ansetzen, wobei die Unterstützung bei der Entwicklung eines guten Schutzwalles bei überdauerndem Stottern besonders wichtig ist.

Ein Leben mit Stottern

Frühe Therapie

Eine frühe Therapie begünstigt eine Spontanheilung, kann sie aber nicht garantieren. Einige wenige Kinder werden das Stottern behalten und sich auf ein Leben mit Stottern einstellen müssen. Eine frühe Therapie begünstigt hier einen selbstsicheren Umgang mit Stottern.

Dass das Sprechen manchmal klemmt, gibt es wahrscheinlich schon so lange, wie der Mensch sprechen kann. Aus dem alten Ägypten, lange vor Christi Geburt, kennen wir Hieroglyphen, die für Stottern gestanden haben sollen. Damals wie heute gilt: Stotternde können ebenso erfolgreich sein und glücklich werden wie nicht Stotternde. Beispiele sind Berühmtheiten wie der amerikanische Präsident Joe Biden, der englische König George VI, sein Premierminister Winston Churchill, der Schauspieler Bruce Willis, der Fußballer Hamit Altintop oder die Sänger Gareth Gates und Der Graf (Unheilig). Doch viele Eltern interessieren sich mehr für die Lebensläufe der »ganz normalen« Mitmenschen. Es folgen Beispiele.

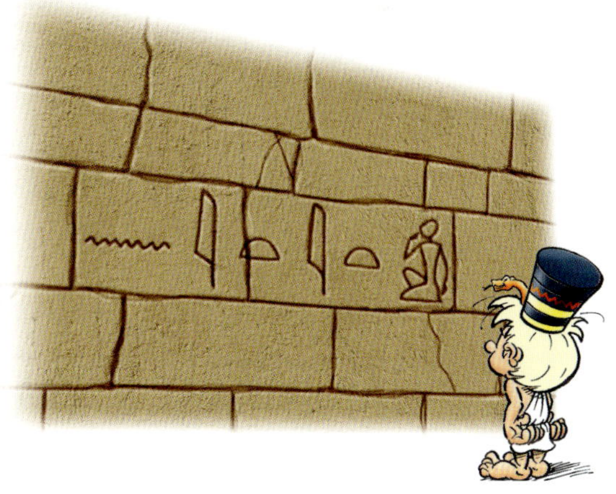

Aus einem Interview mit einer 47jährigen stotternden Mutter zweier stotternder Kinder (25 und 20 Jahre alt)

Ich fand das damals schon schlimm, dass mein Kind stottert. Ich bin als Kind viel ausgelacht worden. Drum hab ich heut noch Probleme mit Stotterwitzen. Das tut schon weh, da kann ich nicht darüber lachen. Die Leute wissen ja gar nicht, was für eine Arbeit und Disziplin und Körperbeherrschung dahintersteckt, wenn man sich aus dem Stottern rauszieht. Ab und zu höre ich auch heute noch von Erwachsenen blöde Bemerkungen.

Die sind nicht böse gemeint. Mittlerweile steh ich da drüber.

Ich hab mich nicht schuldig gefühlt, dass mein ältestes Kind Tanja (Name geändert) *stottert, aber ich habe mich gefragt, ob es erblich ist. Der Kinderarzt meinte damals zu mir, stotternde Kinder sind nicht doof. Das hat mir gut getan. Es wird viel mit stotternden Kindern gesprochen, als ob sie doof wären. Sie werden einfach abgestempelt.*

Bei der ersten Logopädin sollten wir unser Kind verbessern. Da hat sich Tanja immer mehr verschlossen und sich immer mehr in ihr Schneckenhaus zurückgezogen. Das Verbessern kam nicht gut an. Die Logopädin ist nach einem Jahr weggezogen und wir sind dann sechs Jahre lang in die nächste Stadt zu einer anderen logopädischen Therapie gefahren. Tanja hat sich wieder mehr zugetraut und wieder gern gesprochen und gelernt, wie man sich aus dem Stottern herauszieht. Vielleicht hab ich das mit der Therapie deshalb sechs Jahre lang so ernst genommen, weil ich selbst betroffen bin. Ich hab da wenig Verständnis, wenn Eltern stöhnen, weil sie ihr Kind wo hinfahren müssen.

Meine Kinder waren zwar still, aber immer sehr selbstbewusst. Als Tanja aufs Gymnasium gewechselt hat, ist sie gemobbt worden. Ich weiß nicht, ob das Stottern eine Rolle gespielt hat. Wahrscheinlich eher weil sie sich nicht geduckt hat und angeeckt ist bei ihren Freunden, die aus der Grundschule mit aufs Gymnasium gekommen waren. Wir sind erst spät dahinter gekommen, weil sie nichts erzählt hatte. Erst als sie nicht mehr konnte. Wir haben sie dann auf eine andere Schule getan. Das war eine gute Entscheidung. Tanja ist sehr gereift in dieser Zeit. Wir haben das dann bei meinem Sohn auch so gemacht, weil es eine gute Chance war, aus der Chaotengruppe von der Grundschule rauszukommen. Er hat viel weniger gestottert als Tanja. Er konnte so gut seinen eigenen Platz in der Klasse finden, weil keine Freunde aus der Grundschule dabei waren. Es ist mir nicht leicht gefallen, ihn aus seinem Freundeskreis herauszureißen, aber die Klicke im Sport ist ihm geblieben.

Mein Mann und ich sind jahrelang als Betreuer in einem Kinderzeltlager mitgefahren. Wir haben gemerkt, dass die Kinder heutzutage immer mehr bemuttert werden, aber auch mehr alleingelassen. Ich finde gerade Kinder mit Sprachproblemen darf man nicht zu sehr bemuttern. Wie mit dem Einkaufen. Wenn ich Tanja oder Ben (Name geändert) *zum Einkaufen geschickt habe, dachte ich mir: »Hoffentlich geht das gut.« Aber wenn man Kindern alles abnimmt, können sie nicht selbstbewusst werden. Ich hab die Kinder oft ein bisschen reingeschoben. Die meinten natürlich: »Muss das sein?«*

Wenn man so Videoaufnahmen sieht von früher, wie Tanja damals gestottert hat als Kind, das war schon extrem. Heute stottert sie ab und zu, aber sie hat das gut im Griff. Sie ist Marktleiterin in einer Unternehmenskette, das Telefon steht nicht mehr still, sie hat viel Verantwortung und organisiert viele Meetings. Sie erzählt, dass sie schon mal Hänger hat, aber dass sie sich rausziehen kann. Sie hat eine extreme Wandlung hinter sich vom stillen Landkind zum Großstadtmenschen.

Früher, als ich noch ausgelacht wurde, hatte ich schon mal einen Tiefpunkt. Ich hab mich da immer selbst rausgezogen und ich hatte gute Freunde, die gesagt haben: »Komm, hör nicht da drauf!«

Im Zeltlager hab ich gemerkt: Wer keine Hobbys hat, die andere auch machen, kann schnell zum Außenseiter werden. Meine Kinder gehörten immer dazu in ihrer Sportklicke. Sie konnten sich sagen: »Ich kann was, ich bin in einer Sache gut.« Wir als Eltern haben das sehr unterstützt und gefordert, auch bei einem »nee, ich will nicht!« Aber wenn man dann in der Klicke ist, ist das Sprechen egal, man gehört dazu.

Wir haben unsere Kinder sehr selbstbewusst erzogen. Sie hatten extrem viel Freiraum. Sie durften schon sehr früh sehr viel, aber wir konnten uns darauf verlassen, dass sie sich an die Grenzen halten. Einmal hat Tanja das ausprobiert mit spät nach Hause kommen. Aber wir waren konsequent und das nächste Mal musste sie eine Stunde früher daheim sein. Wir haben das immer mit unseren Kindern abgesprochen und gesagt: »Wenn ihr Mist baut, kommt zu uns, steht dazu, wir möchten nicht, dass wir es hinterrücks erfahren.« Ich denke, auch wenn man ein Kind hat, das stottert, darf man ihm nicht alles durchgehen lassen, weil man denkt, das Arme kann nichts dafür. Auch wenn man stottert muss man Grenzen einhalten und sich selber helfen lernen.

Ich glaube, heutzutage ist es nicht mehr so schwer, jemanden anzuspre-

chen, wenn man verliebt ist, wenn man ein bisschen Alkohol intus hat. Dann ist man lockerer. Es kommt mehr auf das Auftreten an und dass man akzeptiert, dass man stottert. Dass Stottern abschreckt, hab ich so auch nicht festgestellt. Bei meinen beiden Kindern war das jedenfalls kein Problem.

Mein eigenes Stottern fällt fast gar nicht mehr auf. Vielleicht haben Sie ein oder zwei Hänger bemerkt. Aber das Stottern spielt keine Rolle mehr bei uns allen. Schwierigkeiten hab ich nur noch beim lauten Vorlesen. Das umgehe ich halt, ich hab da so gar kein Problem mit.

Aus einem Interview mit einem 46jährigen stotternden Physiker

Ich komme mit dem Stottern mal besser, mal schlechter zurecht. Oft stört es mich kaum. Wenn das Stottern stärker ist, fühle ich mich immer noch teilweise eingeschränkt, spreche weniger oder kürzer. Es ist aber kein Vergleich zu früher, wo ich regelrecht verstummt bin. Heute gehe ich in den meisten Situationen offen mit meinem Stottern um.

Ich komme auch viel besser als früher damit zurecht, dass das Stottern schwankt. Früher hatte ich Phasen, in denen ich über Monate stark gestottert habe. Heute weiß ich, dass ich schon am nächsten Tag viel flüssiger sprechen kann. Das hilft mir, gelassener mit Phasen starken Stotterns umzugehen. Die Schwankungen sind auch mit der Zeit geringer geworden.

Ich denke heute, dass ich mich bei der Wahl meines Studienfachs schon unbewusst auf Fächer eingeschränkt habe, bei denen ich die Hoffnung hatte, wenig sprechen zu müssen. Sprechen muss man aber letztlich immer. Heute habe ich einen Beruf, in dem ich häufig und viel sprechen muss.

Bezüglich Partnerschaften und Stottern habe ich unterschiedliche Einstellungen bzw. Erfahrungen. Einerseits habe ich mich als Jugendlicher kaum getraut, Mädchen stotternd anzusprechen, weil ich Angst hatte, sie könnten mich deswegen ablehnen. Andererseits habe ich die Erfahrung gemacht, dass ich zu Frauen leicht Kontakt bekomme, weil sie eine zurückhaltende Art mögen. Hier hat das Stottern vielleicht sogar einen Vorteil. (lacht)

Für mich kam eine besonders stärkende Wirkung hinsichtlich des Stotterns von einer verständnisvollen und sehr kompetenten Therapeutin. Später aus der gesamten Stotterer-Selbsthilfe-Bewegung.

Aus einem Interview mit einem 51jährigen stotternden freiberuflichen Grafik-Designer

Als Kind habe ich viel gezeichnet, weil ich dabei nichts sagen musste und mich so besser ausdrücken konnte. So habe ich schon früh meine zeichnerische Begabung weiterentwickelt.

In den ersten Schuljahren war ich eine Art Klassenclown. So konnte ich meine Unsicherheit oft überspielen. Anerkennung bei Klassenkameraden habe ich in späteren Jahren durch sportliche Leistungen erhalten.

Für meine Geschwister und auch meine Klassenkameraden war das Stottern kein Thema. Deshalb hatte ich nicht den Eindruck, wegen meines Stotterns Nachteile zu haben. Ich habe mich eher selber unter Druck gesetzt, weil ich mich mit den Klassenkameraden verglich. Ich habe oft gedacht, ich wache morgens auf und das Stottern ist weg, denn es war nur ein schlechter Traum. Es waren die Eltern und die Lehrer, die mir Mut gemacht haben. Meine Eltern haben mich nicht ständig verbessert und mir viel Freiraum zum Spielen gelassen. Das bedeutete auch, dass ich mich anfangs selten mit dem Stottern beschäftigen musste. Sie haben mich auch nicht unter Druck gesetzt, mehr gegen das Stottern zu tun. In dieser Zeit kamen viele wohlgemeinte Ratschläge aus der Verwandtschaft und von anderen Erwachsenen. Als Kind hat mich gestört, wenn sie meine angefangenen Sätze vervollständigt haben.

Während meiner Schulzeit nahm das Stottern wesentlich mehr Raum ein und hat mein Verhalten gegenüber meiner Umwelt stärker beeinflusst als heute. Heute denke ich weniger übers Stottern nach als früher. Es fällt mir leichter, stressige Situationen zu meistern. Ein Gefühl der Unsicherheit ist aber nie völlig verschwunden, wenn ich in einen Block komme.

Es ist schwer zu spekulieren, wie mein Leben ohne das Stottern verlaufen wäre. Ein Grafik-Design-Studium hatte ich deshalb gewählt, um mehr zeichnen zu können als reden zu müssen. Doch ich hatte mich getäuscht.

In meinem Beruf muss man viel sprechen, zum Beispiel wenn man Präsentationen beim Kunden macht. Präsentationen sollten immer perfekt und überzeugend inszeniert sein, um dem Kunden das Gefühl von Professionalität zu vermitteln. Denn es geht um Leistungen, die für Kunden schwer nachzuvollziehen sind. Mir fällt es schwer, mich und meine Arbeit verbal anzupreisen oder mich in einer Gesprächsrunde durchzusetzen. Häufig schicke ich lieber eine E-Mail als zu telefonieren. Privat in lockerer Runde am Abend habe ich keine Hemmungen mich mitzuteilen.

Eine Frage hat mich oft beschäftig: wie wirkt mein Stottern auf Frauen? Oft hatte ich das Gefühl, klar benachteiligt zu sein. Das kommt natürlich auch durch die Vorurteile über Stotterer in der Gesellschaft.

Im Ganzen gesehen bin ich mit meinem Leben zufrieden, wenn ich sehe, mit welchen Problemen sich andere Zeitgenossen herumschlagen müssen. Mein Freundeskreis, meine Hobbys wie Badminton, Chormusik und Zeichnen machen mir Spaß. Für mich spielt heute das Stottern im Alltag eine untergeordnete Rolle. Ich denke nicht oft drüber nach und die Menschen in meiner Umgebung stört es überhaupt nicht. Ich habe auch nicht die Energie, mich ständig damit zu beschäftigen. Eine Folge davon ist, dass ich mein Stottern immer wieder vergesse und darum auch nicht daran denke, meine Sprechtechniken anzuwenden. Wenn ich die stets konsequent anwenden wollte, würde ich immer wieder an mein Stottern erinnert.

Obwohl ich seit vielen Jahren stottere, habe ich mich nur wenig mit dem Phänomen Stottern auseinandergesetzt, nach dem Motto »so wenig wie möglich daran denken«.

Sehr informativ war für mich die DVD »Das WWW des Stotterns« (Demosthenes Verlag der BVSS). *Obwohl ich ständig damit konfrontiert bin, habe ich die psychologischen Auswirkungen auf den Stotternden und seine Wirkung auf andere Menschen unterschätzt.*

Ich mache im Moment wieder eine Stottertherapie. Meine Erfahrung ist, dass es gut ist, in regelmäßigen Abständen eine Wiederauffrischung der Sprechtechniken zu machen. Sonst ist die Gefahr hoch, dass sich alte Verhaltensmuster wieder durchsetzen.

Die beiden Männer sprechen das Thema an, als Stotternder Frauen anzusprechen. Die meisten Jugendlichen haben Hemmungen, auf Gleichaltrige vom anderen Geschlecht zuzugehen. Das Stottern ist für viele eine zusätzliche Hemmschwelle – eine überwindbare, wie viele Beziehungen stotternder Menschen zeigen. Das Kennenlernen fällt häufig leichter, wenn es in Situationen geschieht, bei denen das Sprechen nicht im Vordergrund steht, wie zum Beispiel beim Sport oder beim Tanzen. Wenn das Interesse geweckt wurde, ist das Stottern Nebensache. Oft bewundert der andere eher den Mut, jemanden stotternd anzusprechen.

Beziehungen

Das Stottern selbst ist kein Hinderungsgrund für eine glückliche Beziehung. Eine große Rolle spielt, wie selbstsicher und offen der Stotternde ist. Hilfreich ist es, sich über Stottern auszutauschen und Vorurteile richtig zu stellen.

Das Wichtigste in Kürze

- Grundsätzlich muss die Lebensqualität von Stotternden nicht schlechter sein als von Nichtstotternden.
- Eine gute Basis für ein zufriedenes Leben mit Stottern ist ein selbstsicherer Umgang damit. Eltern, aber auch eine frühe Therapie, haben Einfluss darauf, welche Einstellung Ihr Kind zum Stottern entwickelt.
- Stottern ist kein Hinderungsgrund für eine Beziehung. Vielen Stotternden fällt es jedoch schwer, den/die Angebetete/n anzusprechen.
- Bei überdauerndem Stottern brauchen viele Menschen in Abständen eine Auffrischung der Stottertherapie.
- Eine Stottertherapie ist bis ins hohe Alter jederzeit möglich und erfolgversprechend.

Stottern und Mehrsprachigkeit

Ein großer Teil der Menschheit ist mehrsprachig. Wachsen Kinder von Anfang an mit zwei Sprachen auf, fällt es vielen von ihnen später leichter, weitere Sprachen zu lernen. Für stotternde Kinder stellt eine mehrsprachige Umgebung in der Regel kein Problem dar. Mehrsprachigkeit ist keine Ursache von Stottern.

Mehr Stottern in einer Sprache

Häufig stottern Kinder in einer Sprache mehr als in der anderen. Das liegt nicht so sehr an der Sprache selbst, sondern an der Situation, in der sie gesprochen wird.

Beispiel: Mehmet (5) wächst in einer türkischen Familie auf. Die Eltern und Großeltern sprechen meist türkisch, die Geschwister deutsch. Er stottert in beiden Sprachen. Den Eltern

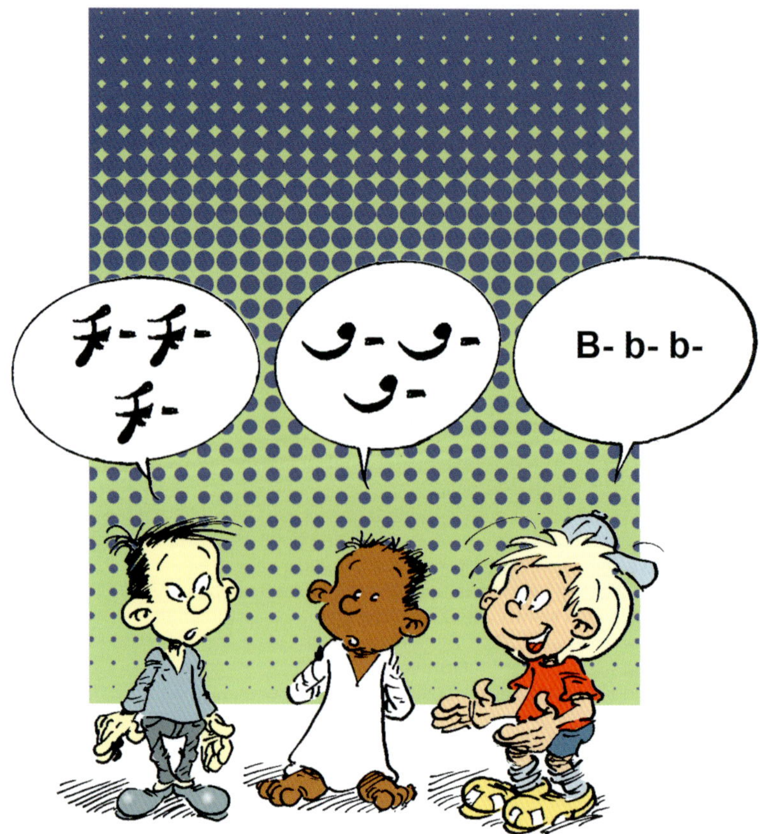

fällt auf, dass er im Deutschen nicht nur stottert, sondern auch häufiger hängenbleibt, wenn er nach Wörtern sucht. Für sie ist das folgerichtig kein Stottern. Im Türkischen stottert er häufiger. Die Eltern vermuten als Ursache, dass er in dieser Sprache viel schneller und aufgeregter erzählt.

Für Kinder mit einer normalen Sprachentwicklung gilt die Empfehlung, dass Vater und Mutter mit dem Kind die Sprache sprechen sollten, in der sie sich am besten ausdrücken können. Das gilt auch für Eltern von stotternden Kindern. Häufig können Kinder das, was sie in der Stottertherapie auf Deutsch gelernt haben, gut auf eine andere Sprache übertragen, vor allem wenn sie von den Eltern unter logopädischer Anleitung unterstützt werden. Weitere Informationen zur Förderung von Kindern, die mehrsprachig aufwachsen, gibt es unter www.aok.de/pk/magazin/familie/eltern/so-foerdern-sie-mehrsprachigkeit-bei-kindern/.

Übertragung auf die andere Sprache

Das Wichtigste in Kürze

- Mehrsprachigkeit ist keine Ursache von Stottern.
- Für stotternde Kinder stellt eine mehrsprachige Umgebung in der Regel kein Problem dar.
- Das Stottern ist häufig in einer Sprache ausgeprägter als in der anderen. Das liegt meist an der Situation, in der sie gesprochen wird.
- Mit logopädischer Unterstützung können Inhalte einer deutschsprachigen Stottertherapie auf eine andere Sprache übertragen werden.

Warum Stottern Sorgen macht

Mutter eines 6jährigen Mädchens: *In Deutschland sind immer 20 Leute, die genau wissen, wie man was mit seinem Kind zu tun hat – »du musst so tun als ob nix wär, nein ich würd das anders machen« und so. Das verunsichert einen sehr. Man muss auf sich selber, auf sein Herz hören, wie man was machen will, und so ist das auch mit dem Logopäden, jede Mutter muss selbst entscheiden, was sie will.*

Mutter eines 19jährigen nicht mehr stotternden Jungen: *Tim hatte durch seine Frühgeburt schon mit einer Vielzahl von Problemen zu kämpfen. Und jetzt auch noch Stottern! Hat er einen Leidensweg vor sich? Wie kann er leben, ohne sich sprachlich verständlich machen zu können?*

Viele Eltern sorgen sich wegen des Stotterns Ihres Kindes. Wenn sie sich vorstellen, dass das Stottern bestehen bleiben sollte, befürchten sie Schwierigkeiten im Kindergarten, in der Schule oder später im Beruf oder bei der Partnerwahl. Sie haben Angst, dass ihr Kind ausgelacht oder benachteiligt werden könnte oder dass es seine Anliegen nicht zur Sprache bringen kann.

Viele dieser Sorgen haben einen wahren Kern. Stotternde haben – wie jeder, der anders ist – ein höheres Risiko, von anderen in verunsichernder oder sogar verletzender Weise behandelt zu werden. Warum verhalten sich andere Kinder und Erwachsene so, wenn sie jemanden stottern hören? Die Antwort ist einfach: Sie wissen nichts über Stottern und sind deshalb verunsichert oder richten sich nach längst überholten Vorurteilen, die in unserer Gesellschaft leider immer noch bestehen. Entsprechend ist es wichtig, die Umgebung eines Kindes aufzuklären, denn von gut informierten Mitmenschen sind keine negativen Reaktionen auf das Stottern zu erwarten. In der folgenden Liste sind Vorurteile und der aktuelle Stand der Wissenschaft einander gegenübergestellt:

Unwissenheit und Vorurteile

Vorurteil	Fakten
Stottern sei ansteckend, Kinder schauten sich das Stottern von anderen Stotternden ab.	Stottern ist nicht ansteckend und wird auch nicht von anderen übernommen. Die Ursache von Stottern ist darin begründet, dass die Steuerung des Sprechens im Gehirn besonders störanfällig ist bzw. manchmal für Momente fehlerhaft arbeitet. Diese Störanfälligkeit beruht auf Veranlagung, häufig ist sie vererbt.
Stottern sei die Folge einer falschen Erziehung oder schwieriger Familienverhältnisse.	Erziehung oder schwierige Familienverhältnisse sind keine Ursache des Stotterns. Stottern tritt bei allen Erziehungsmethoden und in allen Familienverhältnissen auf. Manche Eltern fühlen sich aber durch das Stottern sehr belastet, hilflos und verunsichert und wissen nicht, wie sie sich verhalten sollen.
Man dürfe nicht über Stottern sprechen. Erst wenn stotternde Kinder begriffen hätten, dass sie stotterten, würden sie darunter leiden. Wenn man mit Kindern über ihr Stottern spreche, würden sie lebenslänglich stottern.	Schon Dreijährige bemerken ihr Stottern, selbst wenn sie noch kein Wort dafür kennen. Sie können auch darunter leiden, selbst wenn niemand mit ihnen bisher darüber gesprochen hat. In der richtigen Weise mit Kindern über ihr Stottern zu sprechen, hilft ihnen, besser damit zurechtzukommen, und erhöht so die Chance, dass sich das Stottern zurückbildet.
Stottern sei eine schlechte Angewohnheit.	Stottern ist keine Angewohnheit. Stotternde können sich höchstens angewöhnen, wie sie auf das Stottern reagieren.
Stotternde Menschen seien nervös und wenig belastbar.	Viele stotternde Menschen stottern vermehrt, wenn sie nervös sind. Das rührt daher, dass ihr System, das das Sprechen steuert, störungsanfälliger ist. Dass nicht stotternde Menschen manchmal ins Stottern kommen, wenn sie besonders nervös sind, lässt nicht den Rückschluss zu, dass Stotterer nervöser bzw. weniger belastbar sind.
Stotternde Menschen hätten ein mangelndes Selbstbewusstsein.	Selbstbewusstsein ist in der stotternden Bevölkerung nicht anders verteilt als in der nicht stotternden Bevölkerung. Mit Stottern gelassen zu sprechen erfordert allerdings ein besonders hohes Selbstbewusstsein.
Stotternde Menschen seien besonders ängstlich.	Ängstlichkeit im Allgemeinen ist in der stotternden Bevölkerung nicht anders verteilt, als in der nicht stotternden Bevölkerung. Allerdings haben manche Stotternde schlechte Erfahrungen mit Menschen gemacht, die sich (meist aufgrund von Vorurteilen) falsch verhalten haben. Ängstlichkeit ist in diesem Fall eine Folge des Stotterns.

(Fortsetzung)

Vorurteil	Fakten
Stotternde Menschen seien weniger oder besonders intelligent.	Es ist wissenschaftlich erwiesen, dass kein Zusammenhang zwischen Intelligenz und Stottern besteht. Intelligenz ist in der stotternden Bevölkerung nicht anders verteilt als in der nicht stotternden Bevölkerung.
Stotternde Menschen sprächen falsch.	Stotternde Menschen können richtig sprechen und müssen daher nicht neu das Sprechen erlernen. Jedoch ist das System, das ihr Sprechen steuert, störungsanfälliger. Um mit dem Stottern zurecht zu kommen, haben manche Kinder eine veränderte Sprechweise entwickelt (z. B. Singsang, Flüstern).
Stotternde Menschen atmeten falsch.	Die Ursache des Stotterns ist nicht eine gestörte Atmung. Wohl reagieren manche Kinder auf das Stottern, indem sie anfangen, in einer besonderen Weise zu atmen. Solche Kinder können eine gestörte Atmung als Folge des Stotterns entwickeln. Manchmal können Ratschläge wie »hol doch erst mal Luft« zu solchen Atemstörungen führen.
Stotternde Menschen dürften bestimmte Berufe nicht ausüben.	Stotternde Menschen dürfen alle Berufe ausüben. Es gibt stotternde Lehrer, Richter, Politiker, Schauspieler etc. Wahr ist, dass Stotternde meist härter um ihre berufliche Karriere kämpfen müssen. Ziel einer guten Stottertherapie ist, Stotternde zu befähigen, auch mit Stottern ihre Interessen durchzusetzen und den Beruf zu wählen, für den sie sich interessieren.
Die Ursache von Stottern sei ein traumatisches oder psychisch nicht verarbeitetes Erlebnis in der Kindheit.	In den allerseltensten Fällen ist ein traumatisches Erlebnis der Auslöser von Stottern. Viele Eltern versuchen bei der Suche nach einer Ursache für das Stottern einen Zusammenhang zu belastenden oder aufregenden Ereignissen wie den Eintritt in den Kindergarten, die Geburt eines Geschwisterkindes etc. herzustellen. Häufig stellt sich bei genauem Nachfragen heraus, dass das Stottern zeitlich unabhängig davon aufgetreten ist.
Stotternde seien psychisch labil.	Unter den Stotternden gibt es genauso viel psychisch gesunde Menschen wie in der übrigen Bevölkerung. Laut den Leitlinien für Kinder- und Jugendpsychiatrie erleben über 10 % aller Jugendlichen Phasen, in denen eine psychotherapeutische Behandlung erforderlich wäre. Entsprechend gibt es solche Jugendliche auch unter den Stotternden. Die allermeisten Stotternden sind psychisch gesund.

Das Wichtigste in Kürze

- In unserer Kultur und Gesellschaft gibt es viele ungünstige Vorurteile über Stottern und Stotternde.
- Viele negative Reaktionen auf Stottern sind auf Vorurteile zurückzuführen. Sie sind kein Ausdruck von der Bösartigkeit der Zuhörer, sondern zeigen deren Unwissenheit.
- In einer informierten Umgebung gibt es weniger Menschen, die sich falsch verhalten. Daher ist es sinnvoll, die Umgebung eines stotternden Kindes über Stottern aufzuklären.

Warum ist es so schwer, auf Stottern unbefangen zu reagieren?

Wenn wir zuhören, können wir bei nicht stotternden Gesprächspartnern recht gut abschätzen, wie sie sich als nächstes verhalten werden, wann sie Luft holen, eine Pause einflechten oder ein »ähm« verwenden werden. Weil das so ist, achten wir in der Regel nur unbewusst darauf. Ein Stotterereignis aber ist ein Fehler im Sprechablauf, der Zuhörern auffällt und der vor allem dann irritiert, wenn er länger andauert oder mit Anstrengung hervorgebracht wird.

Stottern fällt auf

Wenn wir Zeugen werden, wie jemand einen Fehler macht (etwa wenn er vergisst, den Reißverschluss seiner Hose zu schließen), ist das für beide Seiten peinlich, ein kleiner »Gesichtsverlust«. Heute spricht man von »fremdschämen«. Nun müssen beide Seiten versuchen, die Situation zu bereinigen,

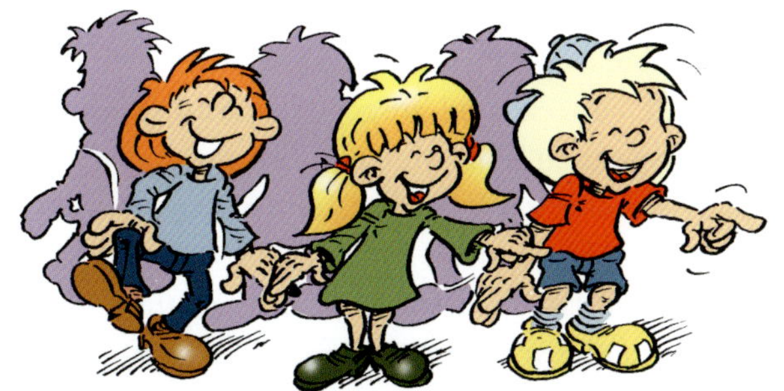

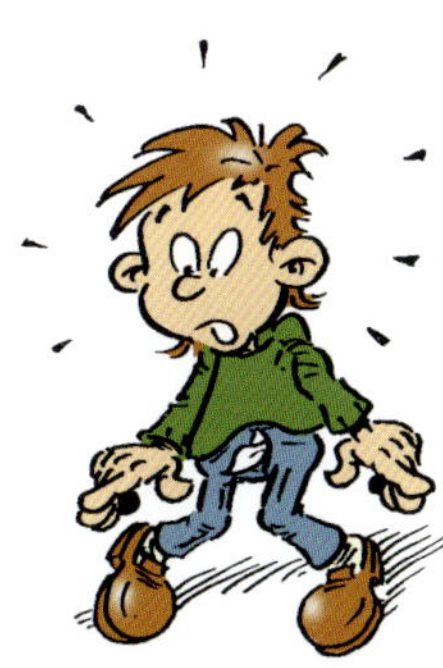

ohne sich weiter bloßzustellen. Häufig ergreift derjenige, der den Fehler gemacht hat, die Initiative (z. B. mit einem humorvollen »Verzeihen Sie, da muss ich wohl etwas übersehen haben.«). Das erfordert das Selbstbewusstsein, zu seinem Fehler zu stehen (wenn man ihn denn erkannt hat).

Verunsicherung der Gesprächspartner

Auch Stottern wird als Fehler wahrgenommen. Gesprächspartner werden davon überrascht, denn bevor das erste Stotterereignis auftritt, kommen sie gar nicht auf die Idee, dass zu ihnen ein Stotternder spricht. In unserer Kultur gibt es keine allgemein bekannten Regeln dafür, wie Gesprächspartner und Stotternde sich am besten verhalten sollten. Das macht sie unsicher. Die meisten Stotternden bzw. Eltern von stotternden Kindern tun so, als wäre nichts gewesen, und überlassen es den verunsicherten Gesprächspartnern, die richtige Umgehensweise selbst zu finden. Auch viele Gesprächspartner ignorieren das Stottern. Sie tun das teilweise aus Interesse am Inhalt, manchmal auch aus Höflichkeit. Andere Gesprächspartner verbergen ihre Unsicherheit nicht. Immer wieder fragen gleichaltrige Spielgefährten in Kindergarten oder Grundschule neugierig »warum sprichst du so?«. Andere Kinder überspielen ihre Unsicherheit, indem sie Hänseln. Stotternde Kinder, die sachliche Informationen über Stottern haben und wissen, dass andere Kinder meist aus Unwissenheit falsch handeln, haben hier den großen Vorteil, weniger verletzlich zu sein. Hilfreich ist außerdem, Erzieherinnen, Lehrer und Gleichaltrige zu informieren. Wie das geschehen kann, wird im Kapitel »Stottern und Schule« beschrieben.

Stigmatisierung

Dadurch, dass Mitmenschen informiert werden, beugt man einer Stigmatisierung des stotternden Kindes vor. Mit Stigmatisierung ist gemeint, dass jemand auf Grund von Vorurteilen in eine Schublade gesteckt und ausgegrenzt wird (z. B. alle Stotternde sind psychisch labile Muttersöhnchen).

Vorurteilen lässt sich nur begegnen, indem man offen und sachlich richtig darüber spricht. Doch vielfach besteht bei kindlichem Stottern das Vorurteil, dass man Stottern nicht ansprechen dürfe und man eher so tun müsse, als wäre nichts

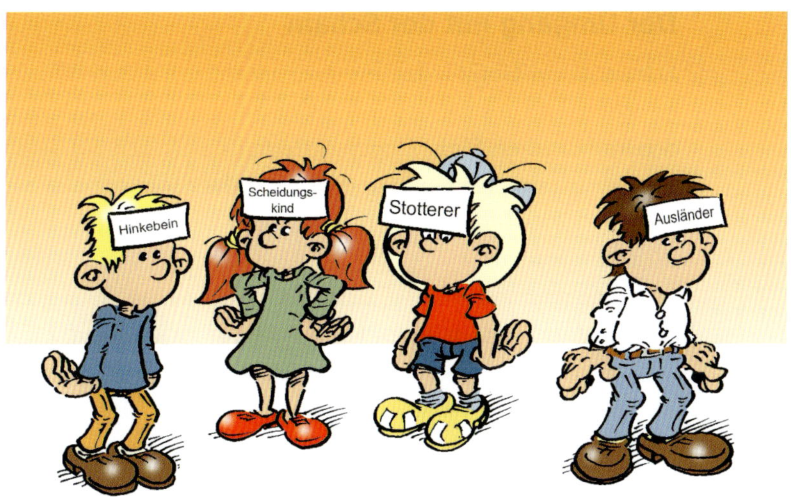

geschehen. Stottern wird tabuisiert. Früher glaubte man, dass ein Kind erst anfange, unter Stottern zu leiden, wenn es weiß, dass es stottert. Heute ist wissenschaftlich erwiesen, dass auch Dreijährige ihr Stottern bemerken, selbst wenn sie noch kein Wort dafür kennen, und dass sie auch darunter leiden können, wenn sie sich dadurch behindert fühlen. Solche Kinder fragen »Mama, warum kann ich nicht mehr richtig reden?« oder sie greifen in ihren Mund, weil sie fühlen, dass da etwas nicht stimmt. Diese Kinder verstehen nicht, dass keiner mit ihnen darüber spricht, denn über andere unangenehme Themen wie z. B. Verdauungsprobleme spricht man ja ganz offen.

Bewusstsein von Stottern

Sie lernen so, dass man über Stottern nicht spricht, und müssen mit ihren Erlebnissen, Sorgen und ihrer Hilflosigkeit allein zurechtkommen. Kinder, die nicht gelernt haben, über ihr Stottern zu sprechen, werden es später schwerer haben, wenn sie nach ihrem Stottern gefragt oder gar gehänselt werden. Sie dürften auch kaum zu Hause berichten, was ihnen Sorgen macht und was sie erlebt haben. Das Tabu, das ursprünglich das Kind schützen sollte, bewirkt demnach, dass die Kinder schutzloser werden.

Tabu

Der Umgang mit der Scham

Scham ist ein Gefühl, das uns dazu anhält, auf unsere Würde zu achten und uns vor beschämenden Situationen zu schützen. Scham hat ihren Sinn. Ungerechtfertigt ist es, sich für seine Hautfarbe, eine Erkrankung oder eben das Stottern zu schämen. Doch es funktioniert nicht, einfach zu sagen: „Hör auf, dich zu schämen!"

Wenn man erkannt hat, dass es nicht angemessen ist, sich für das laute Stottern seines Kindes im Bus zu schämen, kann man trotzdem nicht einfach aufhören, sich dafür zu schämen, dass alle zuhören. Man wünscht sich und sein Kind immer noch in ein Mauseloch. Ebenso wenig hilft es einem Kind, das sich vor der Klasse zu sprechen schämt, den Rat zu geben: „Beim nächsten Mal schämst du dich nicht mehr." Möglicherweise schämt sich das Kind dann auch noch dafür, dass es nicht geschafft hat, sich nicht zu schämen.

Austausch kann Scham verringern

Die meisten Menschen erzählen ungern über beschämende Erlebnisse. Sie haben das Gefühl, dass schon das Erzählen wieder beschämt. Die Scham kann wie eine unüberwindbar scheinende Wand wirken. Dabei ist es gerade der Austausch mit anderen, die Ähnliches erlebt haben, der die Scham verringern kann. Für Eltern gibt es die Möglichkeit hierzu in Elterngruppen oder im Elternnetzwerk der BVSS im Internet. Es gibt keine allgemeingültigen Regeln, wie man sich in beschämenden Situationen verhalten sollte und wie man sie verarbeiten kann. Für jeden sind unterschiedliche Wege möglich, die man in Gesprächen mit der Logopädin herausfinden kann.

Für Kinder ist es hilfreich, wenn sie Menschen haben, die verständnisvoll zuhören und denen sie sich anvertrauen können. Das können beispielsweise die Eltern, Großeltern oder die Logopädin sein. Wenn ein Kind schon früh erlebt, dass alles, was ihm wichtig ist, ernstgenommen wird, vor allem auch die damit verbundenen Gefühle, dann wird es wahrscheinlicher, dass es auch über beschämende Situationen zu berichten wagt. Doch wie spricht man in der richtigen Weise mit seinem Kind über das Stottern?

Das Wichtigste in Kürze

- Stottern wird vom Sprecher und von Zuhörern als Fehler erkannt.
- Wenn man selbst Fehler macht oder erlebt, wie andere Fehler machen, ist das oft mit Verunsicherung und Scham verbunden.
- Die Häufung von solchen Fehlern führt dazu, dass Stotternde in »Schubladen« gesteckt, also stigmatisiert werden. Hierzu tragen wesentlich Vorurteile bei, die eine vermeintliche Sicherheit bieten.
- Stotternde laufen besonders Gefahr, stigmatisiert zu werden, wenn die Umgebung nicht über Stottern aufgeklärt ist. Die Tabuisierung von Stottern verhindert die Aufklärung und trägt zur Stigmatisierung bei.
- Mit verständnisvollen Menschen über schambesetzte Erlebnisse zu sprechen, hilft sie zu verarbeiten.

Mit dem Kind über Stottern sprechen

20jähriger Stotternder: *Ich fand es angenehm, dass meine Mutter gelassen auf mein Stottern reagiert hat und nie darüber mit mir gesprochen hat. Der Nachteil war, dass sich ein Tabu gebildet hat, so dass ich jetzt als Erwachsener nicht mehr mit meiner Mutter über das Stottern sprechen und meine Sprechtechniken auch nicht zu Hause einsetzen kann und will. Vielleicht wäre es hilfreich gewesen, wenn meine Mutter mit mir darüber gesprochen hätte, als es mir noch nicht schwer gefallen ist, mit ihr über meine Gefühle zu sprechen.*

Unsicherheit, Stottern anzusprechen

Nachdem in unserer Gesellschaft das Vorurteil noch weit verbreitet ist, dass über Stottern nicht gesprochen werden darf, ist es völlig normal, dass Eltern unsicher sind, wie sie das Stottern ansprechen können. Und sie fürchten zu Recht, dass sie selbst, aber auch das Kind damit überfordert sein könnten. Im Rahmen einer Stottertherapie können Eltern hier kompetente Unterstützung bekommen. Dieser Ratgeber kann nur sehr allgemeine Hinweise geben.

Wie kann ich über Stottern sprechen?

Wenn Sie sich vorgenommen haben, das Stottern nicht mehr zu tabuisieren, sollten Sie nicht gleich mit der Tür ins Haus fallen, sondern günstige Gelegenheiten abwarten. Gerade junge Kinder wissen nicht, wovon Sie reden, wenn das Stotterereignis schon länger zurückliegt. Sie können

Möglichkeiten, Stottern anzusprechen

- einen Kommentar geben, wenn das Kind stark gestottert hat und Frustration oder Ärger zeigt. Beispiel: »Das Wort wollte gerade gar nicht rauskommen. Das hat dich geärgert.«;
- antworten, wenn das Kind fragt, warum es nicht mehr richtig reden kann. Beispiel: »Manchmal bleiben die Wörter in deinem Mund stecken, so wie gerade eben. Das ist nicht schön. Du kannst aber immer noch sprechen.«;
- einen Kommentar geben, wenn das Kind vor einer Sprechsituation Angst hat. Beispiel: »Du hast gesagt, du möchtest nicht mehr im Sitzkreis sprechen? Bleiben da auch die Wörter stecken? Das kann ich gut verstehen, dass du dann nichts sagen willst. Wissen die anderen Kinder denn, was da passiert?«

Wie kann ich mit Schulkindern über ihr Stottern sprechen?

Fast jede Mutter kennt den Dialog: »Wie war's in der Schule?« – »Wie immer!« Die Schultasche fliegt in die Ecke und das Kind verschwindet in seinem Zimmer. Schulkinder berichten oft nur wenig darüber, wie es ihnen in der Schule geht. Hier hilft Nachbohren oft nicht viel, vor allem nicht, wenn die Kinder gerade von der Schule heimkommen und sich auf einen sorglosen Nachmittag freuen. Wenn sie älter werden, wollen viele Kinder immer mehr Erlebnisse aus der Schule und mit Gleichaltrigen für sich behalten und alleine bewältigen. Das stellt das Bedürfnis der Eltern, ihr Kind zu begleiten und notfalls einzugreifen, auf eine harte Probe.

Eigene Erlebnisse berichten

Sie kommen leichter ins Gespräch, wenn Sie von guten und belastenden Erlebnissen aus ihrer eigenen Schulzeit berichten und auch erzählen, worüber Sie sich im

P-P-Punktrechnung vor Sch-Sch-Strich-rechnung... Mmmminus und mmmminus ergibt P-P-Plus...

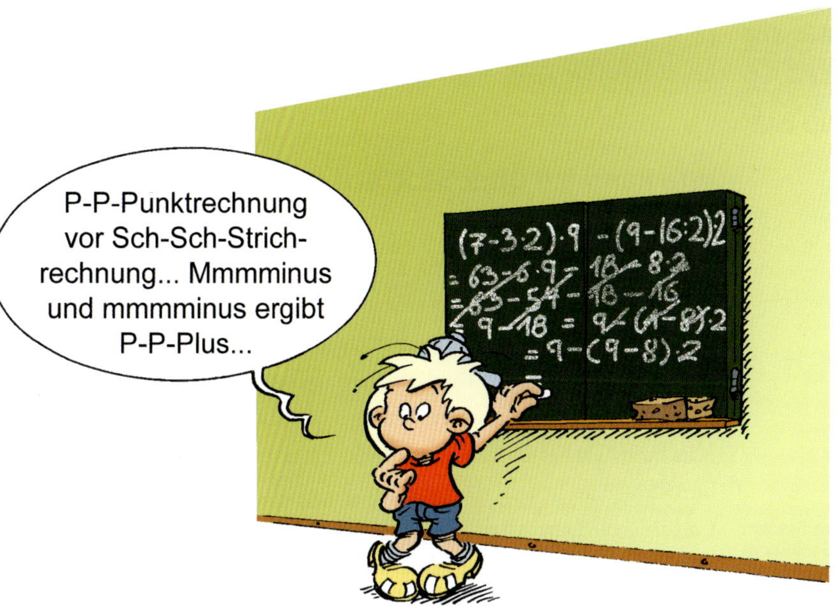

Moment ärgern oder freuen. Die meisten Kinder finden es sehr spannend, etwas über ihre Eltern zu erfahren, und beginnen, eigene Erlebnisse beizusteuern.

Um das Stottern anzusprechen, können Sie sich auf eine konkrete Situation beziehen, die sich gerade ereignet hat. Sie können von Ihren Beobachtungen berichten und von Ihren Gedanken und Gefühlen sprechen. Möglicherweise geht Ihr Kind darauf ein und es entsteht ein Gespräch. Wenn Sie mit Ihrem Kind bisher nur sehr wenig über Stottern gesprochen haben, kann das ein vorsichtiges Herantasten werden. Der Austausch über das Stottern wird durch eine logopädische Therapie sehr erleichtert.

Gemeinsam Literatur zum Stottern lesen

Mit Kindergarten- und Grundschulkindern kann man auch Kinderbücher zum Thema Stottern oder Anderssein lesen (z. B. »Was ist ein U-U-Uhu?«, »Murmeli schlau sucht einen Ba-bau«). Ältere Kinder profitieren sehr von den »FAQ zum Stottern für Schulkinder«, die eine gute Anknüpfungsmöglichkeit für Gespräche bieten oder von der Comic-Serie »Benni«. Sie können

Ihr Kind auch auf die Jugendwebsite Stottern www.jugend-infoseite-stottern.de hinweisen.

Wie kann ich über Stottern sprechen, wenn ich selbst stottere?

Für ein stotterndes Kind ist es ein Glücksfall, jemanden in der Familie zu haben, der auch stottert. Es ist auf diese Weise nicht allein damit. Und fast immer setzen sich stotternde Eltern in besonderer Weise für ihr Kind ein, denn sie erinnern sich an all die unangenehmen Erfahrungen mit dem Stottern in ihrer Kindheit. Dabei laufen stotternde Eltern Gefahr, von vorneherein anzunehmen, dass ihr Kind dieselben Erfahrungen und Gefühle erleben wird, wie sie selbst in ihrer Kindheit. Es fällt ihnen manchmal schwer, nüchtern die Stärken und Schwierigkeiten ihres Kindes zu sehen und auf seine eigene Kraft zu vertrauen. Auf der anderen Seite können Berichte über die eigenen Erfahrungen mit dem Stottern wunderbare Türöffner für Gespräche sein. Übrigens ist es nicht erforderlich, dass sie selbst eine Stottertherapie machen oder gemacht haben. Manchmal werden stotternde Eltern jedoch vom Eifer ihres Kindes angesteckt und beginnen eine Therapie für sich selbst.

Nüchtern Stärken und Schwierigkeiten beurteilen

Das Wichtigste in Kürze

- Es ist sinnvoll, einen geeigneten Moment abzuwarten oder das Thema kindgerecht einzuführen, wenn Sie mit dem Kind über sein Stottern sprechen wollen.
- Um mit Schulkindern über das Stottern in der Schule sprechen zu können, kann es nötig werden, allgemein mit dem Kind über Schule ins Gespräch zu kommen.
- Wenn Sie selbst stottern, ist das ein Glücksfall für Ihr Kind – es ist nicht allein damit. Ihr Kind profitiert von Ihren Erfahrungen. Doch Ihr Kind wird nicht dasselbe durchleben wie Sie selbst.

Kindergarten und Schule

Stotternder Physiker, 46 Jahre: *Ich denke, Eltern sollten achtsam sein, ob das Kind mit dem Stottern in der Schule gut zurecht kommt. Gegebenenfalls Unterstützung anbieten. Mit den Lehrern sprechen, ohne für das Kind eine zu große Sonderrolle zu beanspruchen. Aber bei Benachteiligung energisch Nachteilsausgleich einfordern.*

Mutter eines 19jährigen nicht mehr stotternden Jungen: *Ich finde es total wichtig, dass man sofort mit der Erzieherin oder der Lehrerin Kontakt aufnimmt und mit ihr über den Umgang mit dem Kind spricht. Auch die Mitschüler sollten einbezogen werden. Werden stotternde Kinder gehänselt, ist das doppelt schlimm für das stotternde Kind. Vor 10 Jahren wussten die Grundschullehrer nichts über Stottern. Vielleicht hat sich das ja heute geändert.*

Stotternde Kinder im Kindergarten

Die meisten Eltern sorgen sich besonders darum, wie in Kindergarten und Schule auf das Stottern reagiert wird. Dabei fürchten sie besonders die Hänseleien anderer Kinder. Manche Eltern überlegen, ob es besser wäre, ihr Kind nicht in den Kindergarten zu schicken. Eine solche Entscheidung schützt das Kind zwar vor negativen Erfahrungen, hat aber große Nachteile. Im Kindergarten lernen die Kinder, ihre Interessen in einer großen Gruppe zu vertreten und Kompromisse zu schließen, sich mit anderen Kindern auseinandzuersetzen und wieder zu vertragen, Regeln einzuhalten und vieles mehr, was ihnen später in der Schule hilfreich sein wird. Auch stotternde Kinder brauchen diese Lernerfahrungen. Auf jeden Fall ist es wichtig, von vornherein die Erzieherinnen über das Stottern zu informieren, damit sie Ihr Kind unterstützen können.

Sich für das Kind einsetzen

Stottern ist kein Hinderungsgrund für ein Kind, auf die Schule zu gehen, die es entsprechend seiner Begabung auch ohne Stottern gewählt hätte. Unabhängig von der Schulform müssen Eltern stotternder Kinder damit rechnen, dass sie sich immer wieder für ihr Kind einsetzen müssen, vor allem indem sie die Lehrer aufklären.

Denn Erzieherinnen und Lehrer haben in ihrer Ausbildung meist nichts oder nur wenig über Stottern gehört. Intuitiv verhalten sie sich meist richtig, sind oft dennoch unsicher. Daher ist es sinnvoll,

Was Sie tun können

- wenn Sie sie über das Stottern Ihres Kindes und Ihre Sorgen informieren und um Unterstützung bitten;
- wenn Sie um Informationen bitten darüber, wie das Stottern in Kindergarten/Schule ausschaut, wie andere Kinder darauf reagieren und wie Ihr Kind damit zurechtkommt;
- über das Stottern zu informieren, z. B. mit einem Faltblatt für Lehrer aus dem Demosthenes-Verlag der BVSS oder den »FAQ für Schulkinder«; mit Fachwissen über Stottern können Erzieherinnen und Lehrer besser und gelassener damit umgehen und Ihr Kind besser unterstützen;
- in der Schuleingangsuntersuchung und beim Schulwechsel auf das Stottern hinzuweisen und, wenn zutreffend, über die bisherige Therapie zu berichten;
- andere Kinder über Stottern zu informieren, damit sie keine Vorurteile entwickeln und fair mit Stottern umgehen; die Logopädin hilft Ihnen dabei.

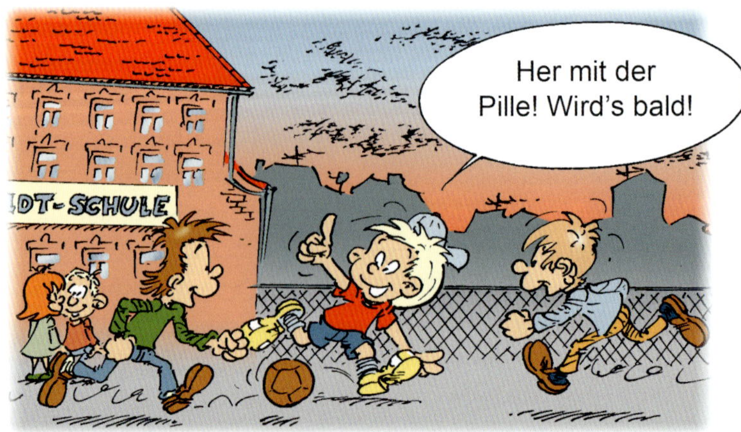

Wichtige Informationen für Lehrer

Wie bereits gesagt, erfahren Lehrer in ihrem Studium bisher nur wenig über Stottern. Einige Eigenheiten des Stotterns sind daher für Lehrer schwer nachzuvollziehen und können zu Missverständnissen führen. Sie können davon ausgehen, dass in den meisten Fällen unangemessenes Lehrerverhalten auch auf mangelndem Wissen über Stottern beruht.

Mangelndes Wissen als Ursache

- Schwankender Verlauf von Stottern, Situationsabhängigkeit
  Beispiel: Auf dem Pausenhof erzählt Mike völlig flüssig einen Witz. Beim Vortrag eines Gedichtes vor der Klasse gerät er ins Stottern. Uninformierte Lehrer könnten das als Hinweis werten, dass Mike das Gedicht zu Hause nicht geübt hat.
- Kontrollverlust während des Stotterns
  Beispiel: Beim ersten Wort eines Referates kommt Benni ins Stottern. Uninformierte Lehrer könnten davon ausgehen, dass Benni sich »nur ein bisschen mehr anstrengen müsste, um das Sprechen besser in den Griff zu kriegen«.
- Eventuelle Sprechängste, Vermeidungsverhalten
  Beispiel: Julian zeigt nicht mehr auf, weshalb sich seine

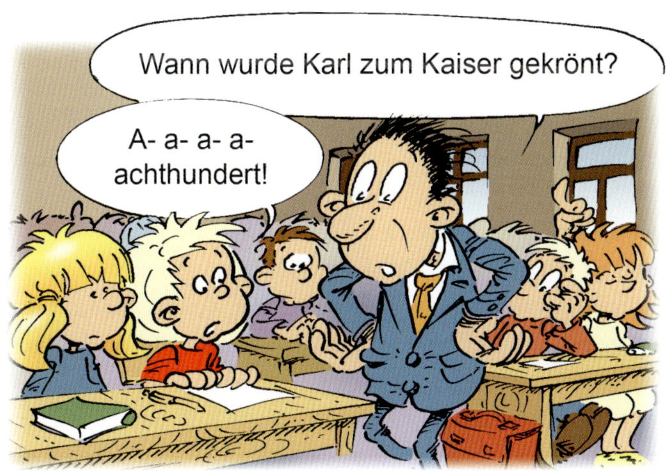

mündlichen Noten verschlechtert haben. Grund dafür ist, dass er vor der Klasse nicht stottern will – es ist ihm unangenehm, wenn alle dabei zuhören. Besonders fürchtet er, wenn der Reihe nach aufgerufen wird. Hier baut sich seine Angst vor dem Stottern so stark auf, dass er tatsächlich kein Wort mehr herausbringt. Hilfreich ist hier, wenn Lehrer und Schüler gemeinsam darüber sprechen, wie die mündliche Mitarbeit weniger angstauslösend gestaltet werden kann, ohne eine Sonderrolle zuzuweisen.

In einem Gespräch mit dem Lehrer können Sie auch Ihre Sorgen und Ängste mitteilen und um Unterstützung bitten, indem er Ihnen seine Beobachtungen mitteilt. Die »FAQ für Schulkinder«, die Broschüre »Stottern in der Schule« und die Broschüre »Meine Rechte als stotternder Schüler« der BVSS sowie die »Jugend-Infoseite Stottern« sind auch für Lehrer sehr hilfreich. Auf der Website der BVSS finden sich im Servicebereich weitere Texte für Schulkinder und Lehrer zum Download.

Informationsmaterial

Nachteilsausgleich

Hinsichtlich der mündlichen Mitarbeit und Leistungsmessung haben stotternde Schüler klar definierte Rechte, denn im Grundgesetz ist festgelegt, dass kein Mensch wegen einer Behinderung benachteiligt werden darf (Grundgesetz, Artikel 3, Absatz 1 und Absatz 3). Aus diesem Grunde gibt es den Nachteilsausgleich. Der Beschluss der Kultusministerkonferenz vom 26.06.1998 lautet: »Bei mündlichen oder schriftlichen Leistungsanforderungen und -kontrollen sowie bei Prüfungen darf den Betroffenen kein Nachteil aufgrund einer sprachlichen Beeinträchtigung oder Behinderung entstehen. Erforderlichenfalls ist ein Ausgleich zu schaffen. Das Zulassen oder Bereitstellen von Kommunikationshilfen, die Gewährung einer Zeitzugabe und das Ersetzen von mündlichen Aufgaben durch schriftliche können ein Nachteilsausgleich sein.«

Beschluss zum Nachteilsausgleich

Der Nachteilsausgleich ist in jedem Bundesland anders geregelt (siehe die Broschüre der BVSS »Meine Rechte als stotternder Schüler«, den Ratgeber »Stottern in der Schule« und die Länderübersicht auf der Website der BVSS).

Auch wenn Sie nicht vorhaben sollten, einen Nachteilsausgleich zu beantragen, ist es außerordentlich hilfreich, die Schule über das Stottern und seine Auswirkungen zu informieren. Für Lehrer erschließen sich manchmal erst dann die Probleme eines stotterndes Kindes. Beraten Sie sich mit dem Lehrer oder Vertrauenslehrer, ggf. mit dem Schulpsychologen, bevor Sie den Antrag stellen. So kann gemeinsam eine bessere Schulsituation für das stotternde Kind entwickelt werden. Außerdem beugen Sie vor, dass sich Lehrer übergangen fühlen könnten. Den Antrag stellen Sie formlos bei der Schule. Sie können ein ärztliches Attest oder den Bericht der behandelnden Therapeutin beifügen. Je nach Bundesland folgt eine schulinterne Diagnostik, um das Anrecht auf Nachteilsausgleich festzustellen. Eine formale Anerkennung als Schwerbehinderter ist nicht erforderlich.

Beraten mit dem Lehrer

Es kommt vor, dass von der Schulleitung oder dem Lehrer kein Nachteilsausgleich gewährt wird. Möglicherweise liegt das daran, dass sie das Problem Stottern unterschätzen oder keine Möglichkeiten sehen, den Schüler im Schulalltag zu unterstützen. Wenn Gespräche mit dem betreffenden Lehrer erfolglos bleiben sollten, können Sie den Vertrauenslehrer und den Schulpsychologen ansprechen. Im Notfall müssen Sie sich an den Schulleiter, das Schulamt oder den Ministerialbeauftragten wenden. Bevor Sie jedoch diesen Weg beschreiten, sollten Sie alle Möglichkeiten eines kooperativen Gesprächs ausgeschöpft haben. Glücklicherweise sind fast alle Lehrer sehr kreativ, engagiert und umsichtig, wenn man sie um ihre Hilfe bittet, ein stotterndes Kind angemessen zu unterstützen, ohne es dabei vor der Klasse bloßzustellen. Bei allen Regelungen soll das Kind weder überfordert noch zu sehr geschont werden. Und es sollte in bestimmten Abständen überprüft werden, ob sie noch sinnvoll sind.

Wenn der Lehrer nicht hilft

Beispiel: Die mündlichen Noten von Linus (12 Jahre) haben sich verschlechtert, da er sich aus Angst vor dem Stottern nicht mehr mündlich am Unterricht beteiligt.

Zum Elterngespräch ist Linus mitgekommen. Der Klassenlehrer erfährt zum ersten Mal, dass Linus stottert. Ihm war das bisher nicht aufgefallen, da Linus insgesamt ein sehr ruhiger und zurückhaltender Schüler ist. Auch dass sein Aufrufen nach der Reihe das Stottern verstärkt, war ihm nicht bewusst. Er zeigt großes Interesse am Stottern und an der Stottertherapie und nimmt dankbar die Informationsbroschüre entgegen, die die Eltern mitgebracht haben. Gemeinsam wird ein Weg gesucht, wie Linus wieder mehr mündlich mitarbeiten kann und wie er vorerst in unauffälliger Weise Ersatzleistungen zeigen kann. Vereinbart wird, dass Linus für eine befristete Zeit Stundenprotokolle schreibt und dass der Lehrer in Zufallsreihenfolge aufruft. Die Eltern schlagen vor, dass ein Gespräch zwischen Logopädin und Lehrer stattfindet. Außerdem bitten sie den Klassenlehrer, die übrigen Fachlehrer von Linus zu informieren. Ein Termin für neue Absprachen wird vereinbart.

Warum ist mei-meine mündliche Note s-s-so schlecht?
Weil du stotterst!
Das ist un-ungerecht! Ich habe doch gelernt! Sie kö-können mich ja schriftlich fragen!
Okay! Ab jetzt Stundenprotokoll statt Aufzeigen!

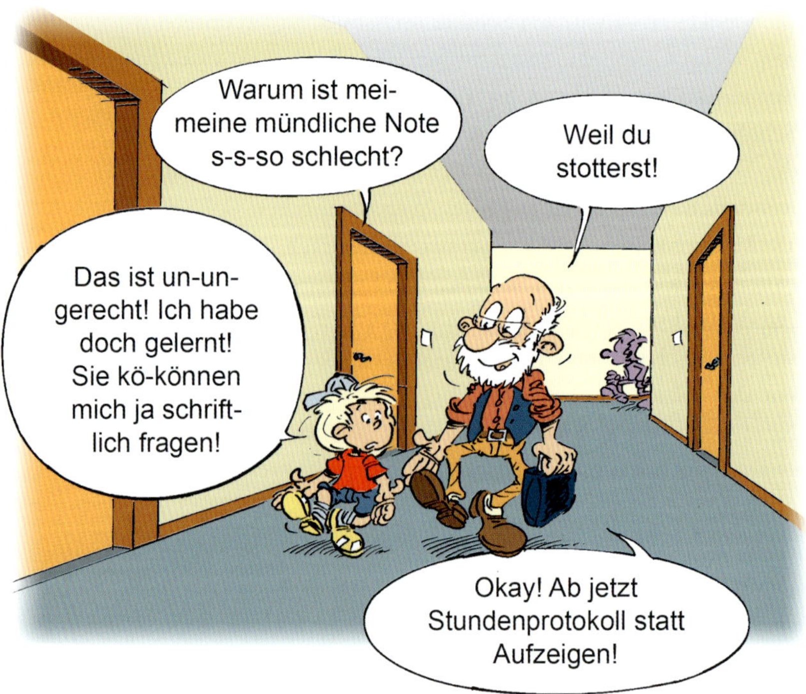

Sonderpädagogische Förderung

Stotternde Kindergartenkinder und Schüler haben unter bestimmten Bedingungen ein Recht auf sonderpädagogische Förderung als eine Form des Nachteilsausgleiches. Beraten Sie sich mit der Kinderärztin und ggf. weiteren Therapeutinnen, bei denen Ihr Kind in Behandlung ist, inwieweit die Feststellung eines Förderbedarfs sinnvoll ist und welche Schritte dafür in Ihrem Bundesland zu unternehmen sind. Auch eine Beratungsstelle der Wohlfahrts- und Fachverbände (z. B. Caritas oder Lebenshilfe) kann ihnen weiterhelfen. Erste Informationen erhalten Sie auch über die BVSS oder den Familienratgeber der Aktion Mensch www.familienratgeber.de. Der Antrag auf sonderpädagogische Förderung kann schon vor der Einschulung für Kindergartenkinder gestellt werden. Der Förderbedarf wird von Fachleuten in Zusammenarbeit mit den Eltern im Auftrag der Schulaufsichtsbehörde untersucht und wenn Förderbedarf vorliegt, werden Art und Ort der Fördermaßnahme festgelegt. Das Vorgehen ist je nach Bundesland unterschiedlich. Gegenwärtig werden bevorzugt Fördermaßnahmen in einem Regelkindergarten bzw. in einer Regelschule gemeinsam mit nicht stotternden Kindern bewilligt. Ziel ist es, ein erfolgreiches schulisches Lernen zu ermöglichen und ein Kind so gut wie möglich in die Gemeinschaft zu integrieren. Dennoch gibt es für stotternde Kindergartenkinder und Grundschüler bisher nur wenige und an weiterführenden Schulen fast keine integrativen Förderangebote.

Förderbedarf

Stotternde Kinder sollten nur in Schulen mit Förderschwerpunkt Sprache eingeschult werden, wenn diese auf Stottertherapie spezialisiert ist. Meist sind solche Schulen eher für Kinder mit ausgeprägten und komplexen Sprach- und Kommunikationsstörungen geeignet.

Spezialisierung auf Stottertherapie

Stottern und Lesen

Viele stotternde Kinder bewerten ihr Lesen als schlecht, weil sie nicht zwischen Stottern und Leseschwierigkeiten unterscheiden. Das ist ungerecht, da sie ja ohne Stottern das Wort richtig hätten lesen können. Leseschwierigkeiten lassen sich durch häusliche Leseübungen verbessern. Die Kontrolle von Stottern beim lauten Lesen vor der Klasse wird am besten im Rahmen einer Stottertherapie erarbeitet. Lehrer können den Stress beim lauten Lesen verringern, indem sie z. B. nicht der Reihe nach aufrufen und in der Grundschule im Chor oder zusammen mit einem Mitschüler lesen lassen. Auch hier gilt, dass informierte Lehrer in der Regel besser auf ein stotterndes Kind achten. Im Gespräch mit Kind und Lehrer lassen sich oft gute Möglichkeiten finden.

Stress beim Lesen verringern

Stottern und Fremdsprachunterricht

Unter den Stotternden gibt es genauso viel für Fremdsprachen begabte und unbegabte wie unter nicht Stotternden. Viele stotternde Kinder freuen sich, dass sie im Fremdsprachunterricht all die neuen Wörter völlig flüssig aussprechen können. Anderen Kindern fällt die neue ungewohnte Aussprache schwer und sie stottern in der Fremdsprache mehr. Manche Schüler entwickeln Ängste vor dem Sprechen der neuen Sprache, was sich auf die Motivation für die Fremdsprache insgesamt übertragen kann, also auch auf die schriftlichen Leistungen. Kinder, die Stottern in ihrer Muttersprache gut durch Umformulieren vermeiden können, haben in einer Fremdsprache einen zu kleinen Wortschatz, um mit dieser Strategie Erfolg zu haben. Daher ist es sinnvoll, frühzeitig mit dem Lehrer zu sprechen und dem Kind immer wieder deutlich zu zeigen, dass Sie seine Leistungen unabhängig vom Stottern bewerten. Eine Stottertherapie bietet Unterstützung für die speziellen Stotterprobleme in einer Fremdsprache.

Stottern in Fremdsprachen

Das Wichtigste in Kürze

- Stottern ist kein Grund, ein Kind nicht in den Kindergarten zu schicken. Dort lernen die Kinder viele soziale Fähigkeiten, die später hilfreich für sie sein werden.
- Stotternde Kinder sollten die Schulform wählen, die ihnen entsprechend ihrer Begabung am ehesten entspricht. Das Stottern sollte die Wahl der Schulform nicht beeinflussen.
- In der Lehrerausbildung werden wenig oder keine Informationen über Stottern vermittelt. Daher ist es eine große Unterstützung für Ihr Kind, wenn Sie mit den Lehrern sprechen.
- Mit dem Nachteilsausgleich sollen in Kindergarten, Schule und Beruf Nachteile ausgeglichen werden, die durch eine Behinderung, in diesem Fall durch das Stottern, entstehen. Auf diese Weise soll eine erfolgreiche Ausbildung und Berufstätigkeit ermöglicht werden. Häufig beschränkt sich der Nachteilsausgleich bei Stottern auf eine Anpassung von Prüfungen. Er kann jedoch auch eine sonderpädagogische Fördermaßnahme beinhalten. Das Recht auf Nachteilsausgleich leitet sich aus dem Grundgesetz ab, nach dem kein Mensch wegen einer Behinderung benachteiligt werden darf. Es wird in den verschiedenen Bundesländern unterschiedlich gehandhabt. Bevor Sie einen Nachteilsausgleich oder eine sonderpädagogische Förderung beantragen, sollten Sie das Gespräch mit dem Kindergarten, dem Arzt und der Therapeutin Ihres Kindes, den Lehrern und der Schulleitung suchen.
- Lautes Lesen vor der Klasse ist für manche stotternde Kinder eine große Belastung. Im Gespräch mit dem Kind und dem Lehrer lassen sich weniger belastende Möglichkeiten finden.
- Stotternde sind genauso begabt oder unbegabt für Fremdsprachen wie nicht Stotternde. Stottern im Fremdsprachunterricht kann dazu führen, dass Kinder die Motivation verlieren. Daher ist es wichtig, möglichst früh mit den Lehrer zu sprechen.

Habe ich etwas falsch gemacht?

Mutter eines stotternden 4jährigen Mädchens: *Sehr weit verbreitet ist die Meinung, dass Stottern von einem Schock kommt. Ich sag jetzt, dass es eine Krankheit ist, die schon vorher in den Kindern ist und die auftritt, wenn sie aus dem seelischen Gleichgewicht sind, z. B. beim Umzug. Sonst denken die Leute noch, Stottern ist psychisch, die Eltern machen zuviel Druck, sie machen was falsch, mit dem Elternhaus stimmt was nicht. Und wenn was mit Linn ist, denk ich immer zuerst: mein Gott, hast Du was falsch gemacht?*

Häufig haben Eltern Schuldgefühle, wenn sie an das Stottern ihres Kindes denken. Sie werfen sich vor, das Stottern ihres Kindes verursacht zu haben. In Kapitel »Warum gerade mein Kind« wird erklärt, dass Eltern nicht verantwortlich dafür sind, dass das Stottern entstanden ist.

Schuldgefühle

Schuldgefühle tauchen auf, wenn sich Eltern hilflos und unsicher fühlen, weil sie nicht wissen, wie sie sich korrekt verhalten sollen. Sie sind immer mit der Angst konfrontiert, aus Unwissenheit etwas falsch zu machen. Daher ist es besonders wichtig, dass sich Eltern über Stottern informieren und sich an kompetente Stellen wenden (siehe Kapitel »Wo bekomme ich selbst Unterstützung?«).

Schuldgefühle können motivieren, etwas zu unternehmen und zum Beispiel den Arzttermin nicht auf die lange Bank zu schieben. Sie können aber auch lähmend wirken, z. B. aus Angst, auf ihre Schuld hingewiesen zu werden. Dann kann es sein, dass Eltern nicht wagen, über das Stottern ihres Kindes zu sprechen oder eine Therapie für ihr Kind aufzusuchen. Hier kann eine Beratung durch die BVSS ein erster Schritt sein, wieder Mut zu fassen und aktiv zu werden.

Stottern kann belasten

Manchmal ist es für Eltern mühsam, Stottern zu ertragen. Stottersymptome brauchen ihre Zeit. Es belastet, sie mit anschauen zu müssen. Sie konfrontieren einen immer wieder mit Sorgen und Selbstvorwürfen. Es ist nur zu verständlich, wenn Eltern manchmal ungeduldig oder ärgerlich auf das Stottern ihres Kindes reagieren. Meistens gelingt es, das zu verbergen, aber dennoch machen Eltern sich Vorwürfe für diese Gefühle. Besonders entlastend ist hier das Gespräch mit Eltern, denen es genauso geht. Gelegenheit hierzu bieten manche logopädische Praxen und die Elternseminare der BVSS.

Schwankungen im Stottern

Bei vielen Kindern wechseln sich Zeiten, in denen das Stottern leichter ist, mit Phasen stärkeren Stotterns ab. Gerade in den Phasen, in denen das Stottern wieder zunimmt, fragen sich Eltern, ob sie daran Schuld sein könnten. Doch es ist eine typische Eigenheit von Stottern, für die Eltern nicht verantwortlich gemacht werden können. In diesem Fall sollten Eltern auch ihrem Kind keine Vorwürfe machen, selbst wenn es in einer Therapie schon Sprechtechniken gelernt haben sollte. Hierzu mehr im Kapitel »Das Stottern im Verlauf der Therapie«.

Sich mit Stottern arrangieren

Wenn sich im Laufe der Jahre abzeichnet, dass das eigene Kind nicht zu der Gruppe derer gehört, die das Stottern wieder verlieren, bedeutet das für Eltern (aber auch für das Kind), dass sie sich damit arrangieren müssen. Das ist meist ein langsamer Prozess, der durch Phasen von »so tun, als ob das Stottern nicht da wäre«, Wut auf das Stottern, Selbstvorwürfen, Niedergeschlagenheit und Trauer führen kann, bis eine zuversichtliche und realistische Sicht auf ein Leben mit Stottern entstanden ist. Bei diesem Prozess ist der Kontakt mit anderen Eltern hilfreich. Daher bieten manche Stottertherapien und auch die BVSS Elterngruppen an.

Das Wichtigste in Kürze

- Die meisten Eltern empfinden Schuldgefühle in Bezug auf das Stottern ihres Kindes.
- Aus fachlicher Sicht ist das Stottern jedoch nicht aufgrund von Fehlverhalten der Eltern entstanden.
- Negative Gefühle gegenüber dem Stottern sind normal.
- Elterngespräche in einer logopädischen Therapie, vor allem aber mit anderen Eltern stotternder Kinder, entlasten von Schuldgefühlen.
- Schuldgefühle werden auch geringer, wenn Eltern wissen, wie sie ihrem Kind helfen können.

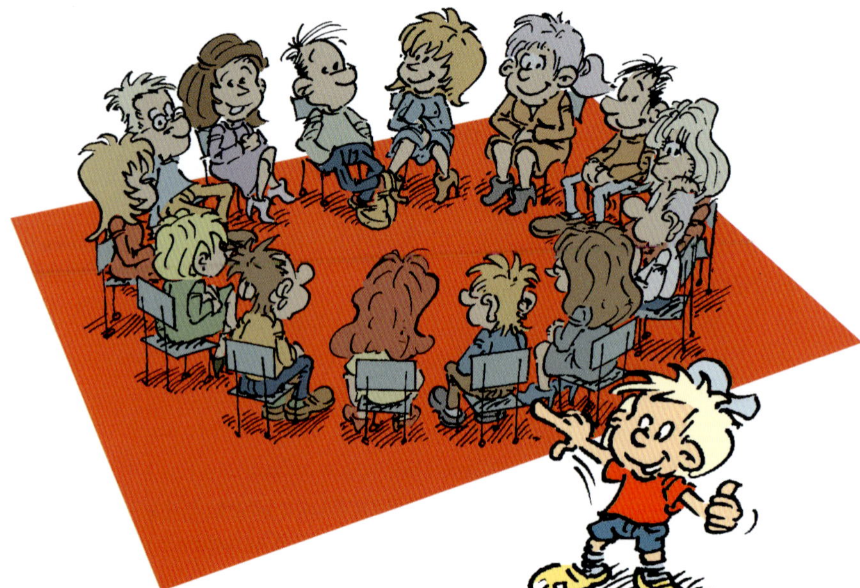

Wie kann ich mein Kind stärken und unterstützen?

Mutter eines stotternden 4jährigen Mädchens: *Anders, als meine Eltern es gemacht haben, das Kind ernst nehmen und ihm alles erklären. Das kann ich Gottseidank anders machen, als meine Eltern. »Ist doch nicht so schlimm«, hat man mir immer wieder gesagt und gleichzeitig hat Linn kein Wort rausgebracht. Da hab ich mir gedacht, das kann nicht stimmen.*

Mutter eines 6jährigen Jungen: *Mein Kind braucht eine gesunde Portion an Selbstvertrauen und ein gutes, gesundes vorurteilfreies und verständnisvolles Umfeld. Wir als Eltern werden versuchen, ihm nach wie vor mit und ohne Stottern den Rücken zu stärken, indem wir lernen, damit umzugehen und damit zu leben. Ich würde gerne andere Eltern mit stotternden Kindern kennenlernen, um im Austausch zu bleiben und uns gegenseitig zu stärken, und die Stärke so an mein Kind weitergeben.*

Die meisten Eltern tun von sich aus genau das, was ihr Kind stärkt und unterstützt. Oft wissen sie das nur nicht. Gerade wenn ein Kind stottert, sind sie verunsichert und zweifeln, ob sie sich richtig verhalten. Hilfreich ist, wenn Sie …

… Fachwissen erwerben

Wenn Sie sich Fachwissen über Stottern und Erziehung aneignen, werden Sie sicherer und wissen, was zu tun ist. In Bezug auf Stottern haben sie das richtige Buch in der Hand. Für allgemeine Erziehungsfragen ist Ben Furmans Buch »Ich schaffs!« aus dem Carl-Auer Verlag empfehlenswert.

… mit anderen sprechen

Information für Verwandte, Freunde, für den Kindergarten und die Schule trägt dazu bei, dass immer mehr Menschen im Umkreis Ihres Kindes Vorurteile abbauen und sich entsprechend korrekt verhalten. Kritisieren Sie die anderen nicht und sprechen Sie davon, dass das Kind deren Unterstützung braucht, um selbstbewusst mit Stottern umgehen zu können. Gut ist, wenn es gelingt, dass alle Erwachsenen an einem Strang ziehen, also z. B. dass Großeltern und Lehrer nicht zum »ordentlichen Sprechen« auffordern, sondern das Kind für seinen Mut zu sprechen anerkennen. Solche Gespräche lassen sich leichter führen, wenn man sich bewusst macht, dass unangemessene Reaktionen auf Stottern kein Ausdruck von Böswilligkeit sind, sondern durch Unwissenheit und Vorurteile entstehen.

Vorurteile abbauen

Man könnte ein solches Gespräch beispielsweise wie folgt beginnen: »Mir ist aufgefallen, dass du Anna unterbrichst, wenn sie stottert, und sie bittest, es nochmal ordentlich zu sagen. Ich bin froh, dass du ihr helfen willst. Ich habe von der Logopädin gelernt, dass eine andere Art noch hilfreicher ist, weil sie Anna beim Sprechen selbstbewusster macht, auch wenn sie stottert. Darum bitte ich dich, dass du sie ausreden lässt und ihr gut zuhörst. Das zeigt ihr, dass du sie und das, was sie sagt, ernst nimmst …«

... das Kind beobachten

Stress kann Stottern fördern

Ist Ihr Kind fröhlich und unbelastet oder beobachten Sie Veränderungen, die Anzeichen von Belastung sein können (Appetit, Schlafstörungen, Stimmungsschwankungen, Rückzug von Freunden, Widerwillen gegen die Schule etc.)? Bei manchen Kindern kann überdauernder Stress auch zur Zunahme der Stottersymptomatik führen. Das Stottern ist nur eine mögliche Ursache von vielen, wenn es Ihrem Kind nicht gut geht. Möglicherweise ist Ihr Kind in solchen Zeiten auch weniger gut in der Lage, selbstbewusst mit dem Stottern umzugehen.

... dem Kind zuhören und mit ihm sprechen

Ihr Kind informieren

Wenn Ihr Kind wegen des Stotterns irritiert ist oder die Reaktionen anderer auf das Stottern nicht begreifen kann, ist es sehr entlastend, wenn Sie das Kind über Stottern und mögliche Zuhörerreaktionen und ihre Gründe informieren. Wenn es unglücklich oder traurig ist, dürfen Sie es trösten. Weitere Hinweise finden Sie im Kapitel »Mit dem Kind über Stottern sprechen«.

... allgemein unterstützen

Besonders unterstützend ist eine wertschätzende Kommunikation mit Ihrem Kind. Hierzu gehört, Ihrem Kind Zeit zu schenken, indem Sie aktiv zuhören (siehe Kapitel »Wie kann ich mein Kind stärken und unterstützen?«) und an dem Interesse zeigen, was Ihrem Kind wichtig ist.

Allgemein unterstützend ist es, Kontakte zu Mitschülern, Freundschaften und Hobbys zu pflegen. Manche Kinder finden viel Bestätigung in Sport oder Musik. Für ängstliche oder besonders aggressive Kinder können ein Selbstbehauptungskurs, ein Selbstverteidigungskurs oder eine Kampfsportart hilfreich sein. Wenig hilfreich ist »Freizeitstress«, bei dem die Kinder vor lauter Terminen keine Zeit mehr zum Entspannen finden.

Freizeitstress vermeiden

... das Kind loben

Wenn man Kinder lobt, hilft man ihnen, stolz auf das zu sein, was sie getan, gesagt oder gedacht haben. So stärkt Lob das

Selbstvertrauen. Außerdem ist Lob eine besonders wirkungsvolle Art, ein erwünschtes Verhalten zu bestärken. Dabei ist es wichtig, dass das Lob ehrlich ist und dass das Kind damit nicht überhäuft wird. Sonst ist es nicht mehr glaubwürdig. Sie können Ihr Kind für sein Sprechen loben, indem Sie

Lob muss ehrlich sein

- ihm danken: »Danke, dass du beim Lehrer nach den Hausaufgaben gefragt hast.«
- anderen etwas Positives über Ihr Kind berichten, aber so, dass das Kind mithören kann. Mutter zur Oma: »Ich bin stolz auf Anna. Als ihre Freundin Lisa ihr Stottern nachgemacht hat, hat Anna ihr ganz ruhig erklärt, was Stottern ist und dass sie nicht nachgemacht werden will.«
- das Kind fragen: »Die Spielregel, die du gerade erklärt hast, war ganz schön kompliziert. Wie hast du das nur geschafft, sie so gut zu erklären?« Oder: »Du hast mir mal erzählt, dass du wegen deinem Stottern nicht gerne mit Herrn Schmidt sprichst. Gestern hab ich gesehen, wie du ihn nach dem Ball gefragt hast, der über den Zaun geflogen war. Woher hast du nur den Mut genommen?«
- vergleichen, was das Kind gegenüber früher dazu gelernt hat (niemals das Kind loben, indem man es mit anderen Kindern vergleicht!): »Ich bin begeistert, wie du inzwischen sagst, was du sagen willst. Vor den letzten Ferien hast du noch ganz oft andere Wörter gesucht, damit keiner dein Stottern bemerkt. Du bist wirklich viel mutiger geworden.«
- auch den Versuch loben: »Ich habe gemerkt, dass du beim Essen versucht hast, an die Sprechtechnik aus der logopädischen Therapie zu denken. Das hat mir gut gefallen und beim nächsten Mal wirst du das bestimmt noch besser hinkriegen.«
- die Abneigung des Kindes gegen Lob Ernst nehmen. Am besten fragt man dann das Kind, ob und wie es gelobt werden möchte, wenn man sich darüber freut, dass es etwas gut gemacht hat.

Hervorragende Anregungen für gutes Loben finden sich in Ben Furmans Buch »Ich schaffs!«.

… bei Bedarf Grenzen setzen

Erziehungsgrundsätze

Mit Ihren Grenzsetzungen geben Sie Ihrem Kind Orientierung und schützen es, wenn es selbst noch nicht die Konsequenzen voraussehen kann. Auch stotternden Kindern dürfen Grenzen gesetzt werden, selbst wenn sie bei einem damit verbundenen Streitgespräch vermehrt stottern sollten. Für stotternde Kinder gelten dieselben Erziehungsgrundsätze wie für nichtstotternde Kinder. Doch Mitleid oder die Sorge vor stärkerem Stottern können dazu verführen, eine Auseinandersetzung mit dem Kind zu vermeiden. Das ist leichter auszuhalten, wenn Sie sich klar machen, dass Sie dadurch nur eine vorübergehende, keine dauerhafte Verstärkung der Symptomatik hervorrufen.

Sie können in unterstützender Weise Grenzen setzen, indem sie die Fünf-Finger-Regel aus dem Buch »Ich schaffs!« von Ben Furman verwenden. Dort gibt es auch einige gute Beispiele.

1. Sorgen Sie dafür, dass das Kind Ihnen zuhört.
2. Sagen Sie klar und deutlich, was Sie vom Kind wünschen.
3. Erklären Sie, warum Sie das wünschen.
4. Ermutigen Sie das Kind, dass es das schaffen kann und wird.
5. Treffen Sie eine Vereinbarung mit dem Kind, was es machen soll und wie Sie helfen können, wenn das nötig ist.

… sich selbst professionelle Unterstützung holen

Bezogen auf das Stottern erhalten Sie Unterstützung im Rahmen der logopädischen Therapie Ihres Kindes. Auch die BVSS bietet eine allgemeine Beratung an. Mit speziellen Problemen wenden Sie sich besser an den schulpsychologischen Dienst, an eine Erziehungsberatungsstelle oder an eine psychologische Beratung.

Heute haben Eltern zum Glück viele Möglichkeiten, ihre stotternden Kinder zu unterstützen und selbst dabei Unterstützung zu bekommen. Ein 52jähriger Stotternder sagte im Gespräch mit Eltern stotternder Kinder: »Wenn meine Eltern sich in meiner Kindheit so für mich eingesetzt hätten, wie Sie das heute für Ihr Kind tun, wäre mein Leben mit dem Stottern viel leichter gewesen. Ich hatte keine schlechten Eltern, sie haben alles für mich getan. Man wusste einfach so viel weniger über Stottern und es war fast unmöglich, einen guten Rat oder eine gute Therapie zu bekommen. Ich habe trotzdem in meinem Leben erreicht, was ich wollte, aber es war ein harter Weg. Zum Glück gibt es heute viel mehr Wissen über Stottern, bessere Therapien und viel mehr Anlaufstellen für Eltern.«

Das Wichtigste in Kürze

Sie können Ihr Kind stärken und unterstützen, indem Sie

- Fachwissen erwerben
- mit anderen sprechen
- das Kind beobachten
- dem Kind zuhören und mit ihm sprechen
- allgemein unterstützen
- das Kind loben
- bei Bedarf Grenzen setzen
- sich selbst professionelle Unterstützung holen

Wo bekomme ich selbst Unterstützung ?

Mutter eines 6jährigen Jungen: *Mich ärgern ungefragte Ratschläge maßlos! Ich kämpfe innerlich gegen die Ohnmacht, die sich dann in mir breit macht, und äußerlich versuche ich »Aufklärungsarbeit« zu leisten. Nicht so einfach.*

Mutter eines 19jährigen nicht mehr stotternden Jungen: *Der Besuch bei der Logopädin war der Rettungsanker.*

Mutter eines nicht mehr stotternden Kindes: *Ein Telefongespräch mit einem erfahrenen Stottertherapeuten, der mir am Telefon sehr viel über Stottern erklärt hat und der mich damit enorm beruhigt hat. Danach konnte ich mit meinem Sohn wieder reden, ohne die ganze Zeit auf*

Symptome zu achten, und habe mich wieder entspannt. Es war auch sehr hilfreich, dass mein Mann weniger sorgenvoll auf das Stottern reagiert hat und insgesamt sehr zuversichtlich war.

Ein stotterndes Kind erfährt viel Aufmerksamkeit aus seiner Umgebung. Eltern bekommen zum Teil ungefragt Ratschläge von unterschiedlichsten Personen, die oft von Vorurteilen geprägt sind und die ihnen manchmal sogar Versagen oder mangelndes Engagement vorwerfen. Auch Gespräche mit Freunden und in der Familie sind nicht immer hilfreich, solange dieser Personenkreis noch nicht ausreichend über Stottern informiert ist. Daher fühlen sich Eltern möglicherweise mit ihren Sorgen und Nöten alleingelassen. In einer Situation, in der sie sich selbst unsicher und verletzlich fühlen, müssen sie sich auch noch abgrenzen und verteidigen, was sie zu Recht ärgerlich und wütend macht. Hier tut es gut, sich mit anderen betroffenen Eltern auszutauschen.

Sich mit anderen Eltern austauschen

Unterstützung und Beratung bieten die BVSS, die VERSTA, die ÖSIS und die IVS sowie Berufsverbände wie der DBL und der DBS. Beratende Elterngespräche sind auch Teil jeder seriösen Stottertherapie. Jedoch können dort nicht alle Fragen geklärt werden. Wenn Sie sich unsicher fühlen, was die Erziehung angeht, können Sie Elternkurse belegen wie »Starke Eltern – starke Kinder«, das vom Deutschen Kinderschutzbund entwickelt wurde, Erziehungsratgeber lesen oder eine Erziehungsberatungsstelle aufsuchen.

Das Wichtigste in Kürze

- Ungefragte Ratschläge machen häufig ärgerlich.
- Beratung finden Sie bei der BVSS und bei Berufsverbänden.
- Entlastend wirkt der Austausch mit anderen Eltern stotternder Kinder.
- Unterstützung bieten Elterngespräche im Rahmen einer Stottertherapie.
- Für weitergehende Erziehungsfragen gibt es Elternkurse, Ratgeber und Erziehungsberatungsstellen.

Wird mein Kind gemobbt?

Es gibt kaum etwas, das Eltern mehr Sorge macht, als dass ihr Kind gehänselt oder gar gemobbt werden könnte. Das gilt für Eltern stotternder und nicht stotternder Kinder gleichermaßen. Eltern befürchten, dass Schwächen oder Anderssein von anderen Kindern ausgenutzt werden könnten, um darauf »herumzuhacken«. Dabei spielen Stärken und Schwächen kaum eine Rolle. Es gibt keine Opferpersönlichkeit. Es kann jeden treffen. Wenn die anderen Kinder Vorurteile über Stottern haben und nichts darüber wissen, sind sie dadurch irritiert und fangen möglicherweise an zu hänseln. Ein stotterndes Kind, mit dem nie offen über Stottern gesprochen wurde, ist darauf nicht gut vorbereitet. Es kann dem Hänseln nichts entgegensetzen, da es ja nicht weiß, ob das, was die anderen Kinder sagen, falsch ist. Es lernt in diesem Fall vor allem, dass Stottern etwas Negatives ist, für das man sich schämen sollte.

Ihr Kind auf Hänseln vorbereiten

Ein Beispiel: Niko hat in Mathe gerade eben die richtige Lösung einer Aufgabe gesagt und ist dabei ins Stottern gekommen. Alle in seiner Klasse kennen ihn so. Aber sein Banknachbar Ben ist neu in der Klasse. Er flüstert zu Niko: »Hey, warum sprichst du so komisch?« Niko versteht diese sachliche Frage als Beleidigung und rempelt Ben an. Zufällig sieht das die Lehrerin und fragt, was denn da los sei. Ben sagt, Niko hätte angefangen. Niko sagt nichts. Die Lehrerin ermahnt die beiden, erfährt aber nicht, dass ein Missverständnis zugrunde lag. Hätte Niko mehr über Stottern gewusst, hätte er Bens sachliche Frage sachlich beantworten können und sich nicht angegriffen gefühlt.

Aufklärung des Kindes und der Umgebung ist hier die beste Vorbeugung.

Hänseln und Mobbing

Nicht jeder Konflikt und jedes Hänseln im Kindergarten oder in der Schule ist Mobbing. Solange Foppen, Auslachen und Hänseln nur vereinzelt vorkommen und ein Kind ansonsten gut in die Gemeinschaft eingebunden ist, spricht man nicht von Mobbing. Solche seltenen und leichten Angriffe auf das Selbstwertgefühl können vor allem dann gut bewältigt werden,

Mit Ihrem Kind im Gespräch bleiben

wenn ein Kind davon erzählt. Darum ist es gut, mit dem Kind im Gespräch zu bleiben (siehe die Kapitel »Mit dem Kind über Stottern sprechen« und »Wie kann ich mein Kind stärken und unterstützen«). Es härtet ab und macht ein »dickeres Fell«, wenn Kinder solche Situationen erfolgreich bewältigen konnten. Daher darf man solche kleinen Hänseleien nicht dramatisieren. Man kann sie aber mit dem Kind durchsprechen oder durchspielen. Sie können dabei auf die Suche gehen, weshalb in der Klasse sonst noch gehänselt wird. Damit beugen Sie vor, dass das Kind meint, es wäre allein und das Stottern wäre der einzige Anlass für Hänseln.

Kinder, die geärgert werden, erzählen häufig nicht davon, weder den Lehrern noch ihren Eltern. Manche Kinder blenden zu Hause alle unangenehmen Erfahrungen völlig aus und wollen das Erlebte nicht erinnern, weil damit ja all die unangenehmen Gefühle wieder auftauchen. Sie schreiben sich selbst die Schuld

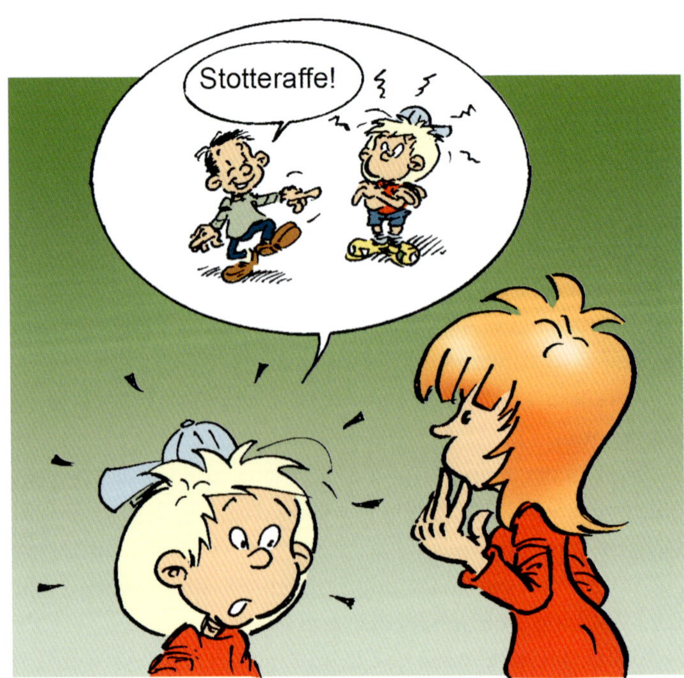

zu, gemobbt zu werden, und möchten nicht als Versager dastehen. Möglicherweise haben sie gelernt, dass man nicht petzen darf, und glauben, dass das auch für Mobbing gilt. Vielleicht wollen sie ihren Eltern keine Sorgen machen, sich keine Blöße geben und fürchten die Nachfragen und überfordernden Ratschläge der Erwachsenen oder sie haben Angst, dass sich die Ärgernden rächen könnten, weil sie sie verraten haben. Ein schönes Kinderbuch, um deutlich zu machen, wie erleichternd es ist, wenn man sich traut, jemandem davon zu erzählen, wie man geärgert wird, ist »Lotte ist lieb, aber Hamfrie« von Annegret Fuchshuber.

Ratschläge verringern Gesprächsbereitschaft

Unabhängig von der Stotterproblematik blocken die meisten Kinder im Gespräch über eine Situation, in der geärgert wurde sofort ab, wenn die Erwachsenen mit Ratschlägen kommen. Hilfreich ist, wenn die Kinder zunächst einmal ihre Gefühle äußern können, etwa »Der ist so gemein, am liebsten würde ich dem so richtig eine reinhauen!« Möglicherweise hat Ihr Kind die Situation gut gelöst. Trotzdem können der Ärger oder das Gefühl der Hilflosigkeit bestehen bleiben. Ihr Kind erkennt vielleicht selbst gar nicht, wie gut es sich helfen konnte. Sie können sich dann einmal in die Rolle des Hänselnden hineinversetzen und erzählen, wie und warum die Lust am Hänseln vergangen ist. Wenn ein Kind sich überfordert fühlte, können Sie es bitten, den Hänselnden zu spielen, und überlegen, woran er Spaß hat und wann er den Spaß verlieren würde. Sie können mit dem Kind zusammentragen, was andere Kinder in dem Fall tun würden. Möglicherweise spielen Sie die Situation nach (vielleicht mit Kuscheltieren) und überlegen mit dem Kind, welche Lösungen es am besten anwenden könnte, um Hänseln vorzubeugen (z. B. immer mit einem Freund unterwegs sein, Orte meiden, an denen sich Hänselnde gerne aufhalten), oder wie es damit zurechtkommen kann, wenn es wieder geärgert werden sollte.

Weitere Informationen finden Sie in dem schon älteren Buch von Jenny Alexander (selbst Mutter eines gemobbten Kindes) »Das ist gemein! Wenn Kinder Kinder mobben«. Es bietet wertvolle und brauchbare Hilfe sowohl bei der Vorbeugung von Mobbing als auch wenn es um Nothilfe geht.

Wenn sich Situationen häufen, in denen ein Kind geärgert wird, wenn es sich dadurch bedroht und verängstigt fühlt, kann es sich um Mobbing handeln. Dann ist es wichtig, herauszufinden, was wirklich geschieht und wer beteiligt ist.

Kennzeichen von Mobbing

Mobbing bedeutet, dass ein Kind über längere Zeit von einer Gruppe anderer Kinder ausgegrenzt und mit körperlicher und seelischer Gewalt gequält wird.

Da Kinder möglicherweise nicht davon erzählen, dass sie gemobbt werden, ist es sinnvoll, das Kind gut zu beobachten. Wenn sich die Grundstimmung Ihres Kindes verändert, wenn es unausgeglichener wirkt, schlechtere Leistungen in der Schule bringt, an vielem keinen Spaß mehr hat, was ihm früher Freude gemacht hat, sich zurückzieht, schlecht schläft, vor allem am Sonntagabend, aber am Wochenende oder in den Ferien gut schläft, morgens häufig nicht in die Schule will und über Bauchweh oder Kopfschmerzen klagt, dann kann es sein, dass ihm die Schule Sorgen und Schwierigkeiten macht. Das kann mit bestimmten Lehrern, schulischer Überforderung, häufig nicht gemachten Hausaufgaben und Ähnlichem zusammenhängen, aber auch mit Mobbing. Ein Gespräch mit den Lehrern kann helfen herauszufinden, ob es sich hier um die Überforderung durch Lernschwierigkeiten handelt oder vielleicht doch Mobbing dahintersteht.

Deutlichere Hinweise sind häufig verlorenes Pausengeld und beschädigte oder verschwundene Schulsachen sowie Wunden oder Blutergüsse.

Beobachtungen festhalten

Wenn Sie deutliche Hinweise auf Mobbing haben sollten, ist das ein sehr ernst zu nehmendes Problem. Hier ist es sinnvoll, in einem Tagebuch alle Beobachtungen festzuhalten (was, wann, wer, mit welchen Folgen). Wenn Ihr Kind davon berichtet, hilft es ihm, wenn sie einfach nur zuhören, es ernst nehmen und keine Ratschläge geben. Manche Kinder »machen dicht«, wenn man zu bohrend nachfragt. Von sich aus würden sie vielleicht mehr erzählen. Auf jeden Fall müssen Eltern etwas unternehmen, denn ein Kind, das wirklich gemobbt wird, kann sich nicht mehr aus dieser Situation befreien. Hier sollten Sie sich selbst Unterstützung holen, damit Sie nicht überstürzt Fehler machen und gut vorbereitet mit den Lehrern bzw. Vertrauenslehrern und Schulpsychologen sprechen. Wenn Sie sich allein solchen Gesprächen nicht gewachsen fühlen, nehmen Sie Ihren Partner oder eine Freundin mit. Beratungsstellen bieten kurzfristig Beratungstermine zur Unterstützung an. Erste Informationen erhalten Sie auch unter www.schueler-gegen-mobbing.de. Lehrer können Mobbing oft nur schwer feststellen, denn es wird häufig in der Pause, auf dem Schulweg oder im Internet gemobbt. Wenn Eltern bei den Lehrern nicht auf offene Ohren stoßen, sind die Elternvertretung und die Schulleitung die nächste Instanz. Wenn Eltern auch hier nicht ernstgenommen werden, müssen Sie sich an die Schulaufsichtsbehörde wenden. Unabhängig davon kann es nötig sein, dass ein gemobbtes Kind und seine Eltern psychologische Unterstützung brauchen.

Sich Unterstützung holen

Weitere Instanzen

Das Wichtigste in Kürze

- Es gibt keine Opferpersönlichkeit, Mobbing kann jeden treffen.
- Vereinzelte Auseinandersetzungen und Hänseln unter Kindern sind normal und können zur Stärkung des Selbstbewusstseins beitragen, wenn sie gut bewältigt wurden.
- Mobbing ist systematischer Ausschluss aus einer Gruppe und kontinuierliche Anwendung von psychischer oder körperlicher Gewalt.
- Häufig versuchen gemobbte Kinder ihre Probleme zu verheimlichen.
- Daher sind veränderte Grundstimmung, Schulangst oder körperliche Symptome u. ä. Hinweise, dass Mobbing vorliegen könnte. Manche dieser Symptome können auch von schulischer Überforderung kommen.
- Auf Mobbing muss schnell aber besonnen reagiert werden, denn ein gemobbtes Kind kann sich nicht selbst helfen.
- In der Schule sind der Lehrer und die Schulleitung bis ggf. hin zur Schulaufsichtsbehörde anzusprechen.
- Eltern und Kind profitieren bei Mobbing von einer psychologischen Beratung.

Therapie

Mutter eine 6jährigen Jungen: *Verständnis, Ehrlichkeit, Geduld, aktuelles Wissen über das Stottern, Humor und einen guten Draht zum stotternden Kind, das sind meine Wünsche an Therapeuten.*

Mutter eines 4jährigen Mädchens: *Linn hat das lockere Stottern übernommen. Wenn sie mal stärker stottert, dann stottere ich jetzt auch wieder locker, dann guckt sie mich so an und dann hab ich das Gefühl, dass sie dann auch versucht, locker zu stottern, und dann wird das in ein zwei Tagen auch leichter. Zur Zeit ist es fast weg. Ich selber bin erleichtert. Anfangs dachte ich: Wozu soll ich hergehen, gegen Stottern lässt sich nix machen. Jetzt fühl ich mich nicht mehr hilflos, weil ich weiß, was ich machen kann.*

Welche Kinder brauchen eine Stottertherapie?

Wenn sich Eltern Sorgen machen, ist das schon ein ausreichender Grund, das Stottern abklären zu lassen. Eine Stottertherapie wird bei Kindern durchgeführt, die durch das Stottern in ihrem Alltag behindert werden oder die unter ihrem Stottern leiden, selbst wenn es für andere kaum bemerkbar sein sollte. Wenn die Stottersymptome sehr häufig, lang und angestrengt sind, sollte abgeklärt werden, ob eine Stottertherapie nötig ist.

Therapie unabhängig vom Alter

Stottertherapie wird für Kinder jeden Alters angeboten, auch schon für Zweijährige.

Wie ist der Weg zu einer Stottertherapie?

Logopädinnen dürfen erst tätig werden, wenn Sie eine ärztliche Verordnung mitbringen. Wenn Sie sich zu einer Stottertherapie entschieden haben, benötigen Sie daher eine Verordnung, bevor Sie einen Termin mit einer Logopädin vereinbaren. Verordnungen werden in der Regel vom Kinderarzt oder Hausarzt ausgestellt.

Behandlungskosten

Die Behandlungskosten für eine normale ambulante Behandlung bei einer Logopädin werden – sofern Ihr Kind gesetzlich versichert ist – von der Krankenkasse übernommen. Unentschuldigt

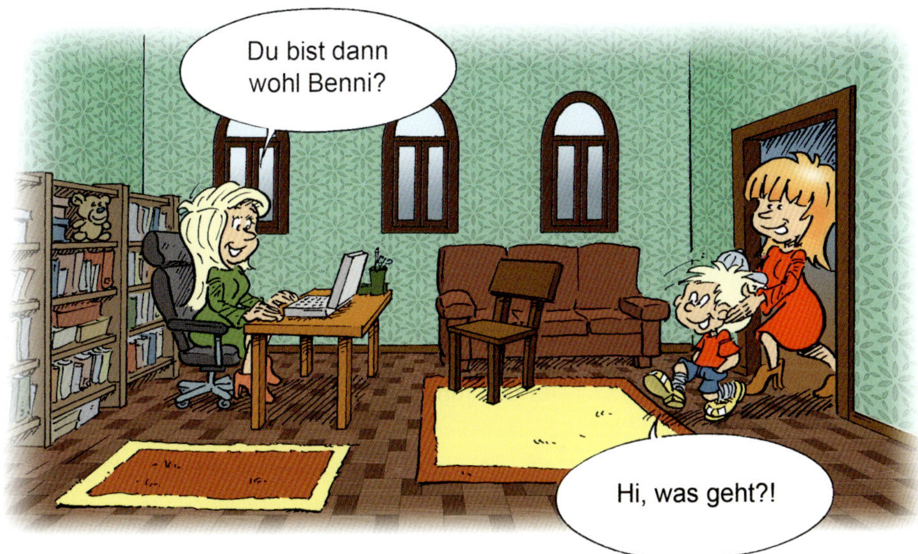

versäumte oder verspätet abgesagte Termine können jedoch Ihnen selbst in Rechnung gestellt werden. Bei privat Versicherten wird ein Vertrag zwischen Versichertem und Therapeutin geschlossen. Deshalb sollte geklärt sein, ob auch logopädische Honorare, die höher als die vereinbarten Höchstsätze sind, bezahlt werden.

Bei manchen Therapieformen (z. B. Intensivwochen, Feriencamps) werden Sie vom Anbieter der Therapie über die Finanzierung informiert. Vorsicht ist bei Therapien geboten, bei denen die Krankenkassen überhaupt keinen Anteil übernehmen, da sie möglicherweise nicht den medizinischen Anforderungen entsprechen.

Vorsicht, wenn Kosten nicht übernommen werden

Während der ärztlichen Untersuchung kann es sein, dass Ihr Kind nichts sagt oder nicht stottert. Für die Ärztin ist es somit schwer, eine Diagnose aus eigener Anschauung zu stellen. Daher empfiehlt es sich, das Stottern mit dem Smartphone aufzunehmen und der Ärztin mitzubringen. Außerdem werden Sie zur Art und Häufigkeit des Stotterns befragt.

Da eine Stottertherapie in vielen Fällen eine Langzeittherapie ist, benötigen Sie unter Umständen Folgeverordnungen von Ihrem Arzt.

Folgeverordnungen

Wer führt Stottertherapien durch?

Stottern wird von Logopädinnen, Sprachtherapeutinnen, vereinzelt auch von Psychologinnen behandelt. Stottertherapie wird zwar grundsätzlich in diesen Ausbildungsgängen vermittelt, jedoch ist es sinnvoll abzuklären, inwieweit die jeweilige Praxis besondere Erfahrung mit stotternden Kindern besitzt und sich hierzu fortgebildet hat.

Besondere Erfahrung ist erforderlich

Therapierichtungen

Mutter eines 6jährigen Jungen: *Eine Beratung ist gut, wenn sie sich auf die Situation des stotternden Menschen anpasst und genau hinschaut, wo dieser gerade steht. Da jedes Stottern anders ist, weil jeder Mensch anders ist, sollte die Beratung da sehr sensibel hinschauen und individuell gestaltet werden ...*

Heilungsversprechen

Es gibt eine Vielzahl von Therapieverfahren. Methoden, die eine Heilung versprechen sind unseriös, da man eine Heilung nicht vorhersagen kann. Jedoch lässt sich durch eine Therapie erreichen, dass ein Kind selbstsicher mit seinem Stottern umgehen kann und dadurch nicht in seinem Leben eingeschränkt wird, wie etwa die Beispiele berühmter Stotternder zeigen.

Eine frühe Therapie unterstützt bei jüngeren Kindern nachweislich die Heilung – es überwinden mehr Kinder ihr Stottern als ohne Therapie. Jedoch lässt sich nicht vorhersagen, bei welchen Kindern eine Heilung erreicht werden kann. Außerdem kann man niemals sicher feststellen, ob ein Kind das Stottern auch ohne diese Therapie verloren hätte.

Eltern müssen mitarbeiten

Moderne Therapiemethoden beziehen das Kind mit ein und beschränken sich nicht auf Elternberatung. Ebenso sprechen moderne Therapien offen über Stottern mit dem Kind und informieren es in altersgerechter Weise. Guten Therapien ist gemeinsam, dass sie eine intensive Mitarbeit voraussetzen und die Eltern informieren und beraten. Je jünger ein Kind ist, desto mehr werden die Eltern angeleitet, wie sie ihr Kind unterstützen und mit ihm üben können. Ältere Kinder müssen zunehmend mehr Eigenverantwortung übernehmen. Eine Methode, die vorgibt, wie ein Medikament das Stotterproblem ohne Eigeninitiative und Üben lösen zu können, ist unseriös.

Indirekte Behandlung

In der Stottertherapie von Kindern gibt es zwei Richtungen, die direkte Behandlung und die indirekte Behandlung. Die indirekte Behandlung wird in der Regel nur bei Kleinkindern und Vorschulkindern angewendet. Die Eltern werden beraten, wie sie das Umfeld des Kindes unterstützend gestalten können. Dies beruht auf der Beobachtung, dass stotternde Kinder in bestimmten Situationen mehr Symptome zeigen (z. B. wenn sie aufgeregt sind oder eine komplizierte Geschichte sehr schnell erzählen), obwohl sie in einer entspannten Umgebung flüssig sprechen. Die Beratung kann sich auf die Interaktion zwischen Eltern und Kind und Abläufe im Alltag beziehen, aber auch auf das Training bestimmter Fähigkeiten des Kindes, z. B. der Sprechmotorik, der Sprache oder des Umgangs mit Gefühlen (eine ausführlichere Beschreibung finden Sie im Kapitel Behandlung von Kindern im Vorschulalter).

Direkte Behandlung

Wenn die indirekte Behandlung nach einer gewissen Zeit nicht zu den gewünschten Ergebnissen führt, wird eine direkte Behandlung empfohlen. Die direkte Behandlung zielt immer auf das Sprechverhalten des Kindes ab, z. B. auf die Häufigkeit des Stotterns, Begleitsymptome oder negative Gefühle im Zusammenhang mit dem Stottern.

Bei Kindern wurde früher oft die indirekte Behandlung bevorzugt in der Annahme, man würde verhindern, dass dem Kind sein Stottern bewusst wird. Inzwischen weiß man, dass auch Dreijährige ihr Stottern bemerken und dass es besser ist, in kindgerechter Weise das Stottern anzusprechen, als so zu tun, als ob nichts wäre. Daher gehen heutzutage die Therapeutinnen vor dem Kind und seinen Eltern offen auf das Stottern ein.

Häufig werden indirekte und direkte Behandlungselemente kombiniert. Bei der Behandlung von stotternden Vorschulkindern arbeiten Eltern und Therapeutin eng zusammen. Daher ist besonders wichtig, dass die Eltern genau verstehen und sich darauf einlassen können, worum es geht, damit sie die

Veränderungen in ihrem Alltag umsetzen können. Bedenken sie dabei immer, dass man als Elternteil das Stottern nicht verursacht hat, dass sie aber das Kind sehr gut darin unterstützen können, mit dem Stottern besser zurechtzukommen und es vielleicht sogar zu verlieren. Bei Kindern im Schulalter wird die Behandlung überwiegend direkt durchgeführt und die Kinder müssen mehr Selbstverantwortung für ihren Behandlungsprozess übernehmen.

Die direkte Behandlung des Stotterns bei Kindern wird in Stottermodifikation, Fluency Shaping und verhaltenstherapeutisch orientierte Behandlung eingeteilt. Es zeigte sich, dass Kinder mit einer Behandlung eher vom Stottern geheilt werden können als ohne Behandlung. Aus praktischer Erfahrung wissen wir, dass alle diese Ansätze das Stottern verbessern und die Heilungschancen erhöhen können, insbesondere bei Kindern im Vorschulalter. Bisher ist es noch nicht möglich, vorherzusagen, welche Kinder ihr Stottern verlieren werden. Manche Kinder überwinden das Stottern auch ohne Behandlung.

Heilungschancen

Modifikation

Durch die Modifikation (Veränderung) des Stotterns lernen die Kinder, selbstbewusst mit Stottermomenten, Begleitverhalten und negativen Gefühlen umzugehen. Der Vorteil besteht darin, dass die Kinder einfach drauflos sprechen können, solange sie flüssig sprechen und wissen, was sie in Stottermomenten tun können, um sie leichter zu bewältigen. Der Nachteil ist, dass das Kind, wenn es nicht geheilt ist, immer noch stottert, wenn auch mit leichteren, kürzeren und normalerweise viel weniger Symptomen.

Fluency Shaping

Das Fluency Shaping (Gestaltung des Redeflusses) verhindert das Auftreten von Stottermomenten, indem es die gesamte Sprechweise verändert, z. B. durch langsameres Sprechen mit sanftem Sprechbeginn. Der Vorteil: Solange die neue Sprechweise kontinuierlich und korrekt angewendet wird, tritt kein Stottern auf. Der Nachteil ist, dass sich die neue Sprechweise zumindest am Anfang unnatürlich anhört, weshalb manche Kinder sie nur ungern anwenden. Außerdem bleibt der Redefluss nur so lange erhalten, wie die neue Sprechweise angewendet wird. Sobald man damit aufhört, tritt das Stottern früher oder später wieder auf.

Kombinierte Verfahren

Eine Kombination aus Stottermodifikation und Fluency Shaping ist möglich. Dabei lernen die Kinder beide Möglichkeiten: Den sicheren Umgang mit stotternden Momenten und eine neue Sprechweise, um das Stottern zu verhindern.

Verhaltenstherapie

Der dritte Ansatz, die verhaltenstherapeutisch orientierte Behandlung mit dem Lidcombe-Programm, wendet sich an Vorschulkinder und die erste Grundschulklasse. Er basiert auf der Verhaltenstherapie und zielt darauf ab, Stottermomente zu reduzieren, indem das spontane flüssige Sprechen verstärkt wird. Die Eltern lernen, die Behandlung zu Hause durchzuführen. Der Vorteil ist, dass ein spontanes, natürliches Sprechen erreicht wird. Der Nachteil ist die große Verantwortung, die die Eltern für den Erfolg der Behandlung tragen.

Aktive Beteiligung

Generell sind Behandlungen, die eine Heilung des Stotterns ohne die aktive Beteiligung und Übungen des Kindes und seiner Eltern versprechen, unseriös. Die Eltern und mit zunehmendem Alter auch die Kinder selbst müssen sich aktiv für die Therapie engagieren, um erfolgreich zu sein.

Behandlung für Kinder im Vorschulalter

Die Behandlung von stotternden Vorschulkindern erfolgt entweder indirekt oder direkt oder in einer Kombination aus indirekt und direkt. Die Forschung hat gezeigt, dass alle diese Ansätze wirksame Methoden zur Behandlung junger stotternder Kinder sind. Es gab keinen Ansatz, der sich für alle stotternden Kleinkinder am besten eignete. Daher sollte der Behandlungsansatz und sein Inhalt individuell ausgewählt werden, um den Bedürfnissen des Kindes und seiner Familie gerecht zu werden.

Indirekte Behandlung des Stotterns

Wie oben beschrieben, zielen indirekte Stotterbehandlungen darauf ab, den Redefluss des Kindes durch Beratung und Schulung der Familie zu verbessern. Das Umfeld des Kindes wird so beeinflusst, dass flüssiges Sprechen erleichtert wird.

Palin PCI-Therapie

Ein Beispiel für eine indirekte Behandlung von stotternden Vorschulkindern ist die Palin PCI-Therapie (Palin Parent-Child Interaction). Es wird davon ausgegangen, dass es Umweltfaktoren gibt, die das Stottern aufrechterhalten und die von Kind zu Kind unterschiedlich sind. Beispiele sind Eltern oder Kinder mit einer hohen Sprechgeschwindigkeit oder einem stressigen Alltag. Palin PCI bietet zwei Arten von Strategien zur Erleichterung des flüssigen Sprechens: 1) Interaktionsstrategien und 2) Familienstrategien. Zu Beginn werden Videoaufnahmen der Eltern mit ihrem Kind beim Spielen gemacht. Gemeinsam schauen sich Therapeutin und Eltern das Video an und überlegen, welche Interaktionsstrategien die Sprechflüssigkeit am besten fördern könnten, und probieren das im Therapieraum mit dem Kind aus. So können die Eltern beispielsweise lernen, langsamer und weniger komplex mit dem Kind zu sprechen, ihm mehr Zeit zum Antworten zu geben und es nicht zu unterbrechen. Andere Möglichkeiten sind aktives Zuhören (siehe Kapitel Wie reagiere ich auf Stottern?) und eine offene und entspannte Kommunikation über das Stottern. Wenn sich bestimmte Veränderungen als hilfreich erweisen, werden sie in der Therapie geübt und auch zu Hause angewandt. Es gibt jedoch keine Garantie dafür, dass Veränderungen in der Umgebung die Stottersymptome definitiv verringern. Aber sie erreichen in jedem Fall, dass das Selbstvertrauen Ihres Kindes und seine Freude am Sprechen wachsen. Deshalb dürfen Sie Ihr Kind auch nicht direkt zu etwas anleiten, beispielsweise langsamer zu sprechen. Sobald das Kind flüssig spricht, können die Eltern zu ihrer normalen Sprechweise zurückkehren.

Interaktionsstrategien

Familienstrategien

Familienstrategien beziehen sich auf Faktoren im Alltag, die das Sprechen des Kindes beeinflussen könnten. Diese Faktoren unterscheiden sich sehr von Familie zu Familie. Die Therapeutin kann nur gemeinsam mit den Eltern herausfinden, welche Faktoren gezielt verändert werden können. Beispiele sind der Umgang mit dem Stottern in der Familie, das Selbstvertrauen des Kindes und Erziehungsfragen wie Lob oder das Setzen von Grenzen. Dann wird gemeinsam überlegt, wie die Eltern auf diese Faktoren einwirken können, z. B. indem sie ihr Kind loben, um sein Selbstvertrauen zu stärken, oder indem sie mit allen Familienmitgliedern über das Stottern sprechen.

Die Palin-PCI-Therapie wird in wöchentlichen Sitzungen über 6 Wochen durchgeführt, gefolgt von einer 6wöchigen Phase, in der die Eltern die Behandlung zu Hause fortsetzen. Am Ende dieser Phase besprechen die Eltern und die Therapeutin, was sich verändert hat und ob eine weitere indirekte oder direkte Behandlung notwendig ist.

Führt die indirekte Behandlung mit Palin PCI nicht zu einem ausreichend flüssigen Sprechen, wird die direkte Behandlung hinzugefügt. Die Wirksamkeit der Therapie ist in kleineren Studien nachgewiesen worden.

Kombination von indirekter und direkter Behandlung

Häufig werden indirekte und direkte Behandlungselemente kombiniert, entweder gleich zu Beginn der Behandlung oder im Verlauf der Behandlung, wenn die indirekte Behandlung nicht ausreicht, um die Sprechflüssigkeit zu verbessern.

Anforderungen und Kapazitäten

Ein Behandlungsansatz, der indirekte und direkte Behandlungselemente umfasst, basiert auf dem Modell der Anforderungen und Fähigkeiten (Demands and Capacities Model, DCM). Die DCM-Therapie zielt darauf ab, die Anforderungen an die Sprechflüssigkeit zu verringern, die von der Umgebung (z. B. hohe Sprechgeschwindigkeit der Eltern) oder vom Kind selbst (z. B. leichte Frustration durch Fehler) ausgehen können. Gleichzeitig soll die Fähigkeit des Kindes, flüssig zu sprechen, erhöht werden (z. B. die Fähigkeit, die richtigen Wörter und die richtige Grammatik für einen Satz zu finden oder langsamer und entspannter zu sprechen). Nach dem Modell der Anforderungen und Fähigkeiten erhöht ein Gleichgewicht zwischen Anforderungen und Fähigkeiten die Wahrscheinlichkeit eines flüssigen Sprechens, auch wenn dies nicht garantiert werden kann (siehe Abschnitt Warum stottert ein Kind manchmal häufig und dann wieder gar nicht?). Die Therapeutin und die Eltern besprechen die Anforderungen, die das flüssige Sprechen des Kindes behindern, und die Fähigkeiten, die trainiert werden müssen, damit das Kind flüssiger spricht. Anschließend schlägt die Therapeutin Änderungen in der Interaktion oder in der Familienroutine vor und übt das neue Verhalten mit den Eltern.

Die Sitzungen finden einmal pro Woche statt. Zusätzlich werden die Eltern gebeten, mit ihrem Kind zu Hause tägliche »besondere Zeiten« zu vereinbaren, in denen sie anwenden können, was sie gelernt haben. Wenn nötig, arbeitet die Therapeutin auch direkt mit dem Kind und zeigt ihm, wie es leichter stottern kann. Eine Studie hat gezeigt, dass die DCM-Therapie ähnlich wirksam ist wie das Lidcombe-Programm (siehe unten).

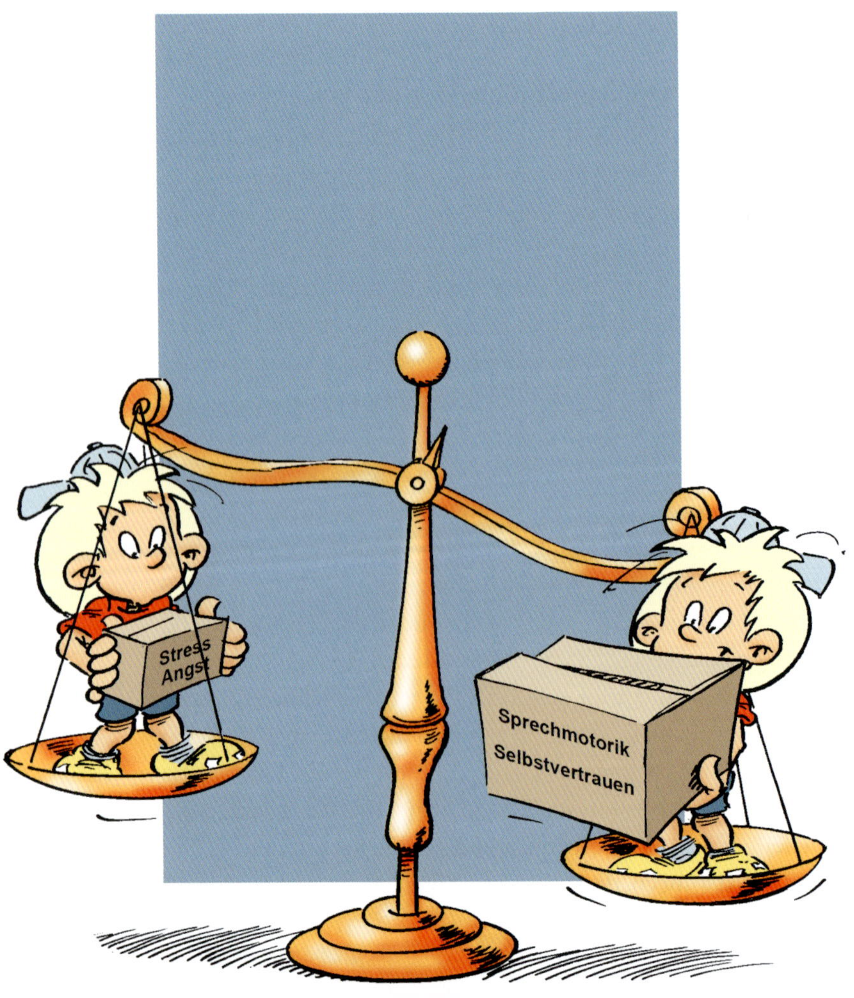

Direkte Behandlung

Die direkte Behandlung von stotternden Kleinkindern zielt in der Regel darauf ab, das Sprechen des Kindes zu beeinflussen, um das flüssige Sprechen zu erleichtern. Viele Kinder erfahren durch solch eine frühe Therapie Heilung. Dies kann jedoch niemals versprochen werden. Dabei gibt es zwei Möglichkeiten. 1) Strategien um Stottermomente leichter zu machen (Stottermodifikation) oder 2) durch eine Behandlung nach dem Lidcombe-Programm.

Stottermodifikation mit Kleinkindern – Mini-KIDS

Dieser Ansatz richtet sich vor allem an Kleinkinder, die mit Anstrengung oder negativen Gefühlen auf ihr Stottern reagieren oder die so häufig stottern, dass es dazu kommen könnte. Diesen Kindern ist meist bewusst, dass sie stottern, wenn sie auch noch keinen Namen dafür haben, und sie wissen nicht, wie sie damit umgehen sollen. Sie strengen sich an, und entwickeln möglicherweise Sprechangst, schämen sich, wenn sie hängenbleiben und verlieren die Lust, zu sprechen. Die Stotter-Modifikation geht davon aus, dass sich die Chance für eine Heilung erhöht, wenn all das rückgängig gemacht wird oder, noch besser, wenn es gar nicht erst dazu kommt.

Sprechangst

Kleinkinder lernen jeden Tag ganz viel Neues indem sie es sich bei anderen abschauen. Das nutzt man bei der Stottermodifikation mit Kleinkindern. Stotternde Kleinkinder sind umgeben von Menschen, die flüssig sprechen. Nirgendwo haben sie ein Modell, an dem sie sich abschauen können, wie man selbstbewusst und ohne Anstrengung stottert. Deshalb lernen die Eltern, wie sie ganz entspannt und ohne negative Gefühle ihrem Kind zeigen können, wie es leichter stottert (siehe Kapitel Therapie bei Schulkindern – Stottermodifikation). Durch solch ein Modell entwickelt ein Kind nicht so leicht das Bedürfnis, ungeduldig durch Anstrengung ein Stottermoment zu beenden oder sogar Wörter oder das Sprechen zu vermeiden. Es lernt, dass es sich nicht dafür zu schämen braucht, dass es das Recht hat, entspannt zu Ende zu sprechen, weil es okay ist,

Modell

wenn man stottert. So kann es ein gesundes Selbstbewusstsein entwickeln, wovon es in jedem Fall profitiert, selbst wenn keine Heilung eintritt.

Leichtes Stottern

Die Therapeutin erklärt den Eltern und in kindgerechter Weise dem Kind, dass sie leicht und unangestrengt stottern wird, wenn sie mit dem Kind spielt. Sie beobachtet, wie das Kind darauf reagiert und passt ihr Stottern so an, dass sich das Kind ernstgenommen fühlt. Die Eltern sind immer in den Sitzungen dabei und können sich so überzeugen, dass ihr Kind mit dem Stottern der Therapeutin gut zurechtkommt. Sie lernen selbst, wie man dem Kind ein leichtes Stottern zeigt, und gewöhnen sich schrittweise daran, im Spiel mit dem Kind absichtlich zu stottern. Diese Übungen werden zunächst im Therapieraum durchgeführt. Sobald sich die Eltern sicher fühlen, sollen sie auch zu Hause in besonderen Spielzeiten dem Kind das Modell für ein leichteres Stottern zeigen. Dabei beobachten sie, ob ihr Kind anfängt, auch im Alltag leichter zu stottern.

Zusätzlich zum Modell für ein leichteres Stottern finden bei Bedarf Beratungsgespräche und Übungen statt, die wie beim Palin PCI und beim DCM-Ansatz darauf abzielen, im Alltag Faktoren zu verringern, welche die Sprechflüssigkeit belasten und Fähigkeiten des Kindes auszubauen, die das flüssige Sprechen erleichtern. Dabei soll das Kind aber nicht wie in einem Glashaus vor allen Schwierigkeiten beschützt werden. So erfährt es, dass es sich selbst helfen und mit Schwierigkeiten fertig werden kann.

Das Verfahren ist nach der Erfahrung von vielen Therapeutinnen wirksam. Seine Wirksamkeit wird in einem Forschungsprojekt untersucht.

Lidcombe-Programm

Dieser Therapieansatz aus dem Ort Lidcombe in Australien hat ein weitestgehend flüssiges Sprechen zum Ziel, ohne dabei die Sprechweise zu verändern. Das Lidcombe-Programm hat sich in mehreren Studien als wirksam erwiesen. Es überwinden mehr Kinder ihr Stottern, als es ohne Therapie der Fall wäre.

Eine intensive und kontinuierliche Mitarbeit eines Elternteils ist eine wesentliche Voraussetzung für das Programm.

Das Lidcombe-Programm wurde für Kinder ab 3 Jahren bis in die ersten Grundschuljahre entwickelt. In der Regel wird mit der Therapie begonnen, wenn das Stottern seit 6 Monaten andauert, da man davon ausgeht, dass sich vorher bei vielen Kindern das Stottern von selbst zurückbildet. Die Therapeutin leitet ein Elternteil an, die Therapie zu Hause selbst durchzuführen. Wenn dies nicht möglich ist, wird die Logopädin zusammen mit den Eltern überlegen, welche Alternativen in Frage kommen.

Therapie zuhause selbst durchführen

Das Lidcombe-Programm besteht aus zwei Phasen. In der ersten Phase finden wöchentlich Termine statt. Ein Elternteil lernt das Vorgehen und wendet es zuhause an. Phase 1 ist beendet, wenn das Kind flüssig spricht oder fast nicht mehr stottert. Daran schließt sich die zweite Phase an, in der es darum geht, diese Sprechflüssigkeit für mindestens ein Jahr aufrecht zu erhalten. Logopädietermine finden nur noch selten statt und wenn Stottern wieder häufiger auftritt, werden häufiger Termine vereinbart.

Das Vorgehen ist folgendermaßen: Ein Elternteil gestaltet täglich mit dem Kind eine Spielzeit von etwa 15 Minuten, in der das Kind überwiegend flüssig spricht. Wie das sogar bei einem Kind mit vielen Stottermomenten erreicht werden kann, findet man gemeinsam mit der Therapeutin während der Therapiestunden heraus.

Ehrlich loben

In dieser Spielzeit äußert man seine Freude über flüssig gesprochene Äußerungen, indem man das Kind lobt. Dabei kommt es darauf an, dass das Lob ehrlich gemeint ist und dass das Kind sich dabei ernst genommen fühlt. Das ist nicht so einfach, wie es auf den ersten Blick scheint und man muss es in der Therapie gut geübt haben und sich sicher fühlen, bevor man es zuhause anwendet. Wenn die Spielzeit und das Loben gut eingeführt sind, lobt man auch im Alltag die flüssig gesprochenen Äußerungen. Selten bitte man das Kind, ein gestottertes Wort zu »reparieren«, und lobt es, wenn ihm das

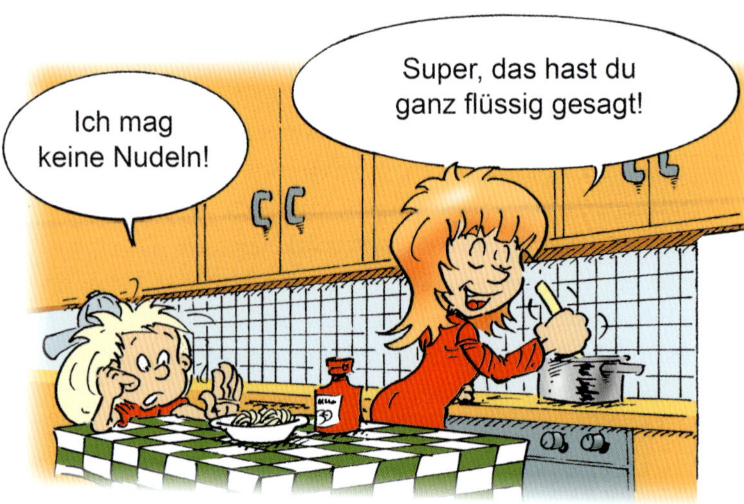

gelungen ist. Um zu erkennen, ob man auf dem richtigen Weg ist, schätzen die Eltern jeden Abend ein, wie schwer das Stottern an diesem Tag war.

In den Therapiestunden wird besprochen, wie zuhause die Spielzeit verlaufen ist, wie sich das Stottern verhält, und im Spiel mit dem Kind erprobt, was für die kommende Spielzeit und beim Loben im Alltag wichtig ist. Die Therapeutin hat aber auch ein Ohr für andere Sorgen der Eltern, wenn sie mit dem Stottern zu tun haben.

Obwohl das Lidcombe-Programm für manche Eltern eine große Herausforderung darstellt, erreichen viele Kinder im Alltag ein unbekümmertes flüssiges Sprechen. Kinder, deren Stottern fortbesteht, werden mit Stottermodifikation oder Fluency Shaping weiter behandelt.

Behandlung für Kinder im Schulalter

Wie schon gesagt sind die traditionellen Ansätze bei der Stotterbehandlung von Schulkindern entweder die Modifikation des Stotterns oder die Gestaltung des Redeflusses (Fluency Shaping). Immer häufiger werden Elemente dieser beiden Ansätze miteinander kombiniert, um die besten Ergebnisse zu erzielen. Aus diesem Grund wird hier ein Überblick gegeben über die Komponenten, die zu einem oder beiden der traditionellen Ansätze gehören: Stottermodifikation und Fluency Shaping.

Kombination von Ansätzen

Die Behandlung des Stotterns umfasst in der Regel eine oder mehrere Strategien zur Verbesserung der Sprechflüssigkeit. Darüber hinaus sollte bei der Behandlung von Kindern im Schulalter auch auf die Auswirkungen des Stotterns auf Gefühle, Gedanken und Lebensqualität eingegangen werden. Der Umfang dieser Komponenten ist von Therapie zu Therapie unterschiedlich. Unabhängig vom Ansatz endet jeder Behandlungsschritt mit einer Phase des Transfers und der Generalisierung: Das Kind trainiert die neuen Verhaltensweisen in Alltagssituationen und zu Hause. Denn eine Stottertherapie ist nur so gut, wie sie im Alltag funktioniert.

Strategien zur Veränderung des Stotterns

Stottermodifikationsstrategien zielen darauf ab, die Anspannung während des Stottersymptoms zu verringern und es kurz und einfach zu machen. Ein Verfahren zur Stottermodifikation ist beispielsweise Schul-KIDS. In der Modifikation lernen Kinder, wie sie sich aus einem Stottermoment befreien können, so dass das Stottern sie und andere am wenigsten beeinträchtigt. Schul- und ältere Kindergartenkinder lernen das gelassene, lockere Stottern bewusst und trainieren, es auch außerhalb der Therapie selbstsicher einzusetzen. Das Kind lernt, sich selbst aus einem Symptom herauszuziehen (Pull-Out) oder ein Symptom zu verhindern, indem es die Spannung reduziert und langsam und kontrolliert artikuliert (Prolongation). Welche

Schul-KIDS

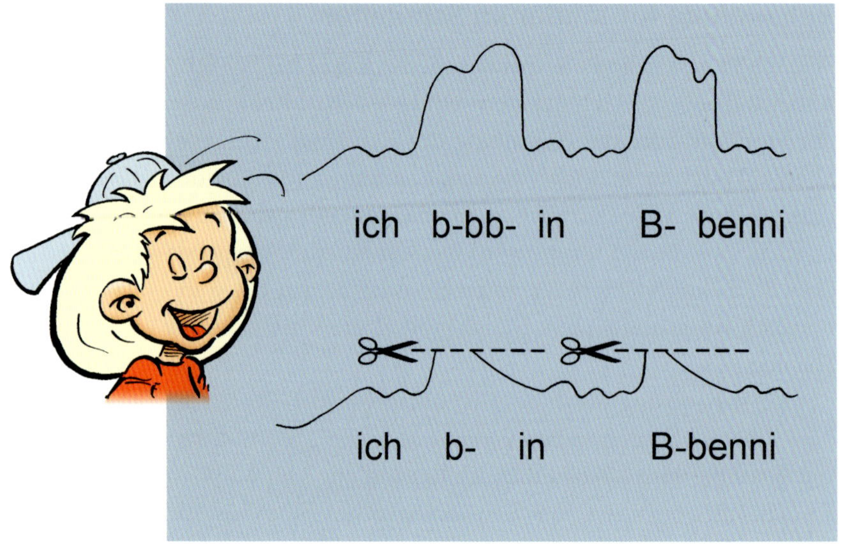

Technik angewendet wird, hängt von dem Zeitpunkt ab, an dem sich das Kind des Symptoms bewusst wird. Wenn sich das Kind bewusst ist, dass es aufgrund einer Blockade feststeckt, kann es lernen, einen Pull-Out anzuwenden: Das Kind hält während des Stottermoments inne und nimmt sich Zeit, die Spannung zu reduzieren, bis es wieder ein Gefühl der Kontrolle erlangt hat. Dann beendet es das Wort mit einer langsamen, sehr bewussten Sprechbewegung, bevor es wieder eine normale Sprechweise annimmt. Wenn ein Kind spürt, dass sich ein Stottersymptom nähert, hat es zwei Möglichkeiten: Es kann das Wort mit leichtem, freiwilligem Stottern oder einer langsamen, bewussten Sprechbewegung (Prolongation) beginnen. Manche Kinder übernehmen diese Strategien von sich aus und sehr schnell, während andere diese Strategien sehr gründlich und intensiv üben müssen, bevor sie sie im Alltag anwenden können (siehe Kapitel Transfer und Generalisierung).

Strategien zur Förderung des flüssigen Sprechens

Strategien zur Gestaltung des Redeflusses zielen darauf ab, die normale Sprechweise zu verändern, um Stottersymptome zu verhindern. Die Strategien unterscheiden sich leicht von Behandlung zu Behandlung. Zu den gängigen Strategien gehören ein verringertes Sprechtempo, eine kontinuierliche Stimmgebung, die Verlängerung von Silben, die Verwendung eines leichten Stimmeinsatzes und leichte bewusste Bewegungen beim Sprechen. Wenn in der Behandlung mehrere Strategien kombiniert werden, erlernen die Patienten in der Regel eine nach der anderen. Danach werden alle Techniken in einem sehr langsamen Sprechtempo angewandt. Zu Beginn klingt die »neue« Sprache eher unnatürlich, weshalb sie manche Kinder ablehnen. Mit zunehmender Übung sind die Kinder in der Lage, die Abweichung von der »normalen« Sprache zu verringern, z. B. indem sie das Sprechtempo erhöhen. Wenn das Kind die neue Technik beherrscht, trainiert es diese Sprechweise in vielen verschiedenen Sprechsituationen, z. B. in der Familie, mit Freunden und in der Schule (siehe Kapitel Transfer und Generalisierung). Reine Fluency-Shaping-Behandlungen gehen nicht auf negative Reaktionen auf das Stottern ein, da sie davon ausgehen, dass diese verschwinden, sobald der Klient seine Fluency-Shaping-Strategien anwendet.

Stimmeinsatz

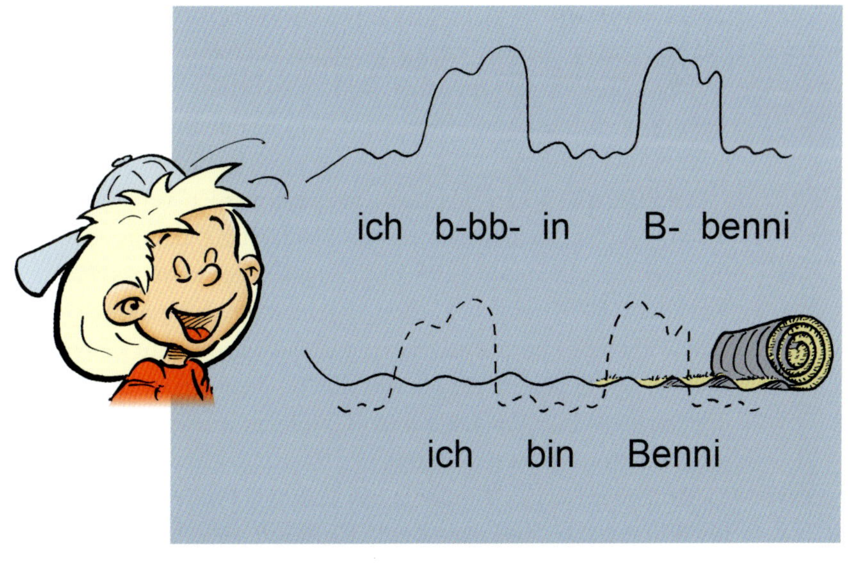

Verringerung negativer Reaktionen – Desensibilisierung

Komponenten zur Verringerung negativer Reaktionen sind ein wesentlicher Bestandteil von Ansätzen zur Modifikation des Stotterns oder von Behandlungen, die Strategien zur Modifikation des Stotterns beinhalten. Die Desensibilisierung zielt darauf ab, dass Kinder weniger negative Gefühle haben, wenn sie sprechen oder stottern und wenn sie von anderen auf Stottern angesprochen werden. Denn viele Kinder leiden mehr oder weniger unter Stottern, fühlen sich hilflos oder schämen sich und entwickeln Angst vor dem Sprechen. Sie beginnen, die Kommunikation zu vermeiden, und fühlen sich unwohl, so dass es notwendig ist, diese negativen Reaktionen zu verringern. Darüber hinaus stehen diese negativen Reaktionen im Verdacht, das Stottern aufrechtzuerhalten.

Wenn ein Kind glaubt, dass Stottern ein »Fehler« ist, der nicht passieren darf, wird es sich schämen und frustriert fühlen, wenn es stottert. Das Kind wird sich bemühen, die Symptome so schnell wie möglich zu beenden, was zu einer weiteren Verschärfung der Symptome führen kann. Außerdem könnte das Kind Angst bekommen, wieder zu stottern, und anfangen, überhaupt nicht mehr zu sprechen oder zumindest »schwierige« Wörter zu vermeiden. Wenn es in Ordnung ist zu stottern, müssen sich die Kinder nicht anstrengen oder vermeiden und können selbstbewusst sprechen. Dadurch wird das Stottern oft auch ohne Anwendung einer der oben genannten Strategien leichter und seltener.

Vermeidung

Die negativen Gefühle beim Stottern werden verringert, indem neugierig erforscht wird, was bei der Therapeutin beim flüssigen Sprechen und beim (absichtlichen) Stottern passiert. Nachdem das Kind seine Scheu abgebaut hat, lernt es, seine eigenen Symptome zu analysieren, manchmal sogar auf einem Video (Identifikation). Diese sachliche Auseinandersetzung mit dem Stottern hilft, die negativen Gefühle im Zusammenhang mit dem Stottern zu reduzieren.

Fachwissen

Außerdem lernen Kinder in der Therapie Fachwissen über das Stottern. Das hilft dem Kind, darüber zu sprechen, und ist ein sehr wichtiger Teil der Desensibilisierung. Je mehr das Kind über das Stottern weiß, desto besser kann es darauf reagieren, wenn sich andere nicht korrekt verhalten, weil sie Vorurteile haben.

Die Informationen können die folgenden Themen umfassen:

- Was sind die Kern- und Begleitsymptome des Stotterns?
- Was ist die Ursache?
- Welche Rechte habe ich als Stotterer
- Warum reagieren andere manchmal unangemessen?

Grundsätzlich gilt: Wer über Stottern Bescheid weiß, kann selbstsicherer auftreten. Darum werden Eltern in der Stottertherapie ausführlich informiert und auch die Kinder erfahren in kindgerechter Weise, was Stottern ist. So werden die Arten des Stotterns benannt mit Begriffen wie »Froschwörter« für Wiederholungen oder »Schlangenwörter« für Dehnungen. Kinder, die über Stottern Bescheid wissen, können sich auch besser behaupten, wie folgendes Beispiel zeigt: Kim (5 Jahre) wird auf dem Spielplatz von einem anderen Kind gefragt: »Warum sprichst du immer so komisch, so babababa?« Kim antwortet entrüstet und erstaunt: »Das sind doch Froschwörter, kennst

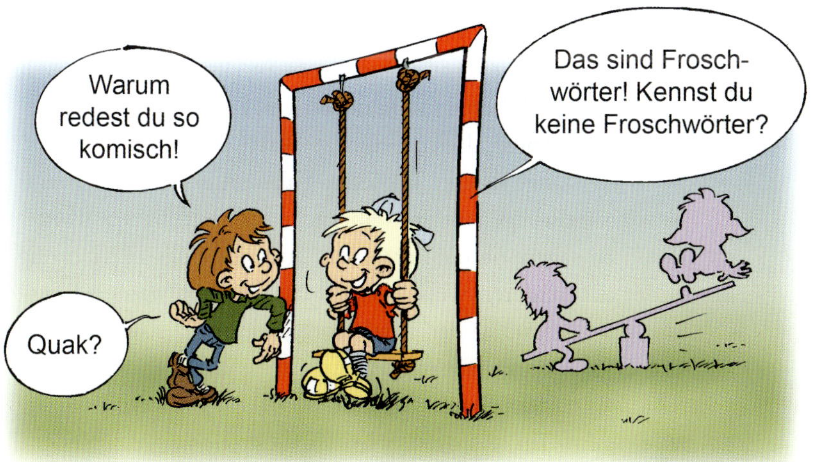

du keine Froschwörter?« und die Situation ist entschärft. In der Therapie lernt das Kind daher, wie es sich in schwierigen Situationen verteidigen kann, etwa wenn andere sich über das Stottern lustig machen.

Absichtlich stottern

Eine weitere Technik der Desensibilisierung besteht darin, die Angst vor dem Stottern durch ein sehr leichtes freiwilliges Stottern (Pseudostottern) zu verringern. Häufig werden dadurch die eigenen Symptome kürzer, weniger angespannt und seltener. Kinder, die das Stottern mit vielen Tricks vermieden haben, beginnen zu sagen, was sie wirklich sagen wollen. Sie haben weniger Angst zu sprechen und riskieren, in stressigeren Situationen zu kommunizieren, was zu mehr Stottersymptomen führen kann. Auch wenn dies wie ein Rückschritt in der Therapie erscheint, ist es in Wirklichkeit ein großer Schritt nach vorn. Das Kind ist selbstbewusst genug, um sein Stottern zu zeigen, und kann dann auch die Strategien anwenden, Stottersymptome leichter zu machen und abzukürzen.

Während der Desensibilisierung bauen die Kinder auch ihre Ängste in verschiedenen Sprechsituationen ab, z. B. beim Telefonieren oder bei einer Präsentation. Dabei wird mit ganz leichten »Mutproben« angefangen, wie z. B. bei der Oma anzurufen, und die Schwierigkeit wird schrittweise gesteigert, so dass immer nur soviel Angst entsteht, dass sich das Kind der Situation gewachsen fühlt. Die Therpaeutin ist dafür verantwortlich, dass das Kind in einer Situation erfolgreich und stolz darauf ist, bevor es eine schwierigere Situation wählt.

Ein Beispiel: Benni (10 Jahre alt) vermeidet es zu telefonieren. Er hat Angst, dass die andere Person den Hörer auflegt, wenn er zu lange stottert. In diesem Fall demonstriert der Therapeut das freiwillige Stottern während eines Telefonats und bittet Benni zu sagen, ob die Person am anderen Ende der Leitung in der befürchteten Weise reagiert hat. Danach werden Benni und der Therapeut das freiwillige Stottern in Rollenspielen von Telefonaten einsetzen. Im Anschluss daran könnte Benni seine Mutter anrufen und sogar den Mut aufbringen, freiwillig zu stottern. Im nächsten Schritt spricht Benni verschiedene

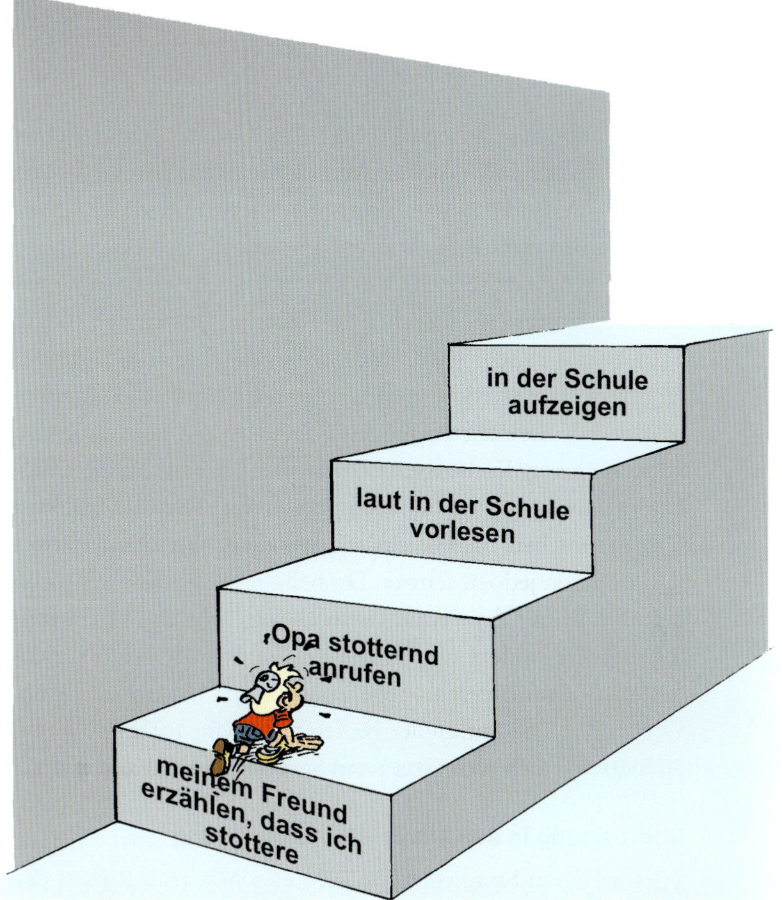

Sprachnachrichten auf die Smartphones seiner Eltern, Großeltern und Freunde. Schließlich ruft er einen Tierarzt an und bittet um einen Praktikumsplatz in dessen Klinik.

Desensibilisierung bezieht sich nicht nur auf die Angst davor, dass jemand das Stottern hören oder ansprechen könnte. Die Strategien zur Modifikation des Stotterns oder zur Verbesserung des Redeflusses sind immer noch ein wenig auffällig. Selbst wenn diese Strategien helfen würden, wollen sie manche Kinder deshalb nicht im Alltag anwenden. Dann trainiert die Therapeutin mit ihnen, damit sie die Angst verlieren, die neuen Strategien anzuwenden.

Negative Gedanken

Um negative Gefühle zu verändern hilft es, negative Gedanken über das Stottern und sich selbst zu verändern (kognitive Umstrukturierung). Die Therapeutin und das Kind identifizieren hilfreiche und weniger hilfreiche Gedanken und suchen nach hilfreicheren Gedanken. Mit solchen hilfreichen Gedanken fühlen sich Kinder in schwierigen Situationen besser, sie haben mehr Selbstvertrauen und können besser für sich eintreten.

Sich als Stotterer outen

Vielen Erwachsenen fällt es sehr schwer, offen mit anderen über ihr Stottern zu sprechen und sich als Stotterer zu outen. Dabei wirkt es sehr entlastend, weil es die Angst, als Stotterer identifiziert zu werden, verringert und ein Vermeiden unnötig macht. Für die meisten jungen Kinder ist das kein Problem, wenn sie genug Fachwissen über Stottern haben. Ältere Schulkinder haben oft keine Schwierigkeit, in ihrer Familie über Stottern zu sprechen, mit Gleichaltrigen und vor allem in der Schule fällt es ihnen jedoch schwer. Deshalb bepricht die Logopädin einfühlsam mit dem Kind, wem es sein Stottern offenbaren möchte. Besonders effektiv ist es, die Schulklasse über das Stottern zu informieren – gegebenenfalls mit Unterstützung der Logopädin. Die Mitschüler verlieren dann ihr Interesse daran, zu hänseln, auch wenn das Kind Sprechstrategien anwendet.

Übertragung in den Alltag – Generalisierung

In einer guten Stottertherapie geht es schon früh darum, das Gelernte in den Alltag zu übertragen. Dabei geht es zunächst noch nicht darum, Strategien zu verwenden, sondern andere zu informieren, kleine Mutproben zu bewältigen und vieles mehr. Erst, wenn die Strategien in der Therapie sicher beherrscht werden, können sie im Alltag angewendet werden. Dies kann für manche Kinder eine ziemliche Herausforderung sein. Sie müssen

- mutig genug sein, ihre Strategie vor anderen Kindern anzuwenden, insbesondere in der Schule;
- daran denken, ihre Strategie anzuwenden (wie schwierig das ist, merken Sie, wenn Sie versuchen, während eines längeren Gesprächs immer ein wenig langsamer zu sprechen);
- sich konzentrieren und entspannen, damit sie die Strategie gelassen anwenden können.

Zu Beginn kann das stotternde Kind einen Freund mit in die Therapie bringen und das Pseudostottern oder eine Sprechtechnik demonstrieren. Später begleitet die Therapeutin das Kind in verschiedenen Sprechsituationen, z. B. bei einer Bestellung in einer Cafeteria, einem Gespräch in einem Geschäft oder einem Telefonat. Wichtig ist, dass die Aktivitäten in Situationen beginnen, die für das Kind weniger angstbesetzt und daher leicht zu bewältigen sind. Mit Unterstützung der Therapeutin wählt das Kind immer anspruchsvollere Situationen, die nach Möglichkeit für das Kind motivierend sind (z. B. in einem Geschäft nach den neuesten Star-Wars-Karten fragen). Im weiteren Verlauf der Therapie wendet das Kind seine Strategien in immer mehr Situationen im Alltag an, ohne dass die Logopädin dabei ist (z. B. absichtliches Stottern oder eine Sprechstrategie vor der Klasse oder in der Pause).

Nur wenige Menschen verwenden ihre Strategien immer und überall. Kind und Eltern müssen wissen und dafür Verständnis haben, dass man in manchen besonders stressigen Situationen, etwa wenn man vom Schuldirektor zur Rede gestellt wird, nicht in der Lage ist, an die Technik zu denken oder sie erfolgreich auszuführen. Das Kind kann aber in den meisten Sprechsitua-

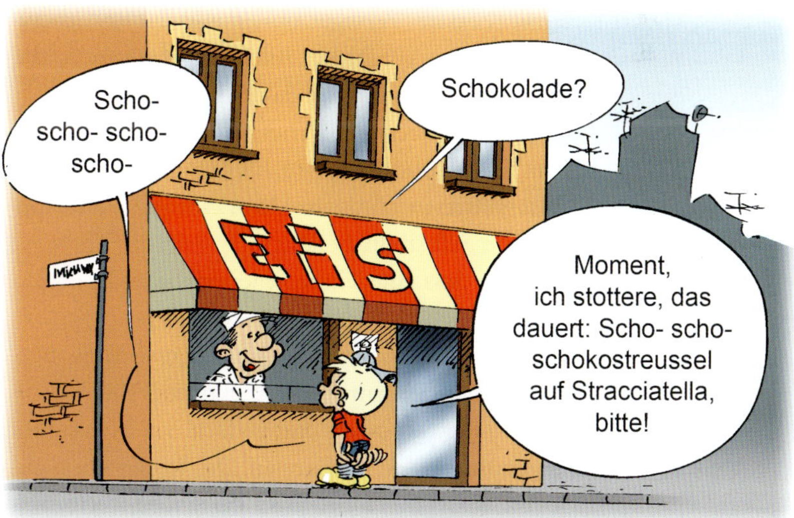

tionen entscheiden, ob es die Techniken einsetzen will oder nicht. Ein sehr bekannter und selbst stotternder Stottertherapeut setzt während eines Vortrags konsequent seine Strategien ein. Beim Bierchen am Abend findet er es zu mühsam und erlaubt sich zu stottern.

Studien zeigen, dass die Modifikation des Stotterns, das Fluency Shaping und Verfahren, die die beiden Strategien kombinieren, wirksam sind.

Therapieende und Auffrischungen

Manche Kinder stottern am Ende der Generalisierungsphase nicht mehr, andere fühlen sich nicht mehr durch ihr Stottern gestört. Sie vermeiden nicht mehr, das Stottern ist seltener, kürzer und lockerer geworden, sie können selbstbewusst alles sagen, was sie wollen, und sehen für sich keine Notwendigkeit mehr, Sprechtechniken einzusetzen. Dann ist es sinnvoll, die Therapie zu beenden, auch wenn der Einsatz der Techniken das Sprechen noch etwas mehr verflüssigen könnte. In erster Linie geht es nämlich darum, dass das Kind im Alltag zurecht kommt und sich wohlfühlt. Das Kind unter diesen Voraussetzungen zu zwingen, das Sprechen noch weiter zu perfektionieren, könnte dazu führen, dass der Druck das Gegenteil erreicht. Dann könnte sich das Kind als Versager fühlen und das erworbene Selbstbewusstsein wäre gefährdet. Auch die Motivation, die Sprechtechniken einzusetzen, wäre dahin.

Selbsthilfe

Am Therapieende bereitet die Therapeutin ein Selbsthilfeprogramm mit Eltern und Kind vor für Schwierigkeiten, die möglicherweise auftreten könnten. Denn eine gute Therapie hilft, indem sie zur Selbsthilfe befähigt.

Wichtig ist hier, dass eine Therapie jederzeit wieder aufgenommen werden kann.

Beispiel: Max (15 Jahre) hatte mit 11 Jahren seine Stotter-Modifikation beendet. Er hatte seine mündliche Mitarbeit in der Schule wesentlich verbessert und endlich den Mut aufgebracht, der Jugendfeuerwehr beizutreten. Das Stottern bestand noch, störte ihn aber überhaupt nicht mehr. Die Techniken setzte er nur in langen Stottersymptomen ein, was selten genug vorkam. Die Eltern machten sich zunächst Sorgen, dass er Schwierigkeiten bekommen könnte, wenn er die Techniken nicht noch häufiger und besser einsetzt. Deshalb wurde mit der Therapeutin vereinbart, solange die Therapie auszusetzen, bis Max Schwierigkeiten mit den Techniken bekommt oder den Einsatz noch weiter perfektionieren will. Für die Zeit ohne Therapie stellte sich Max mit Hilfe seiner Therapeutin ein »Selbsthilfepaket« zusammen. Im Englischunterricht zeigte sich vier Jahre später, dass die Techniken nicht mehr wirkten. Er meldete sich bei der Therapeutin. Eine gemeinsame Analyse ergab, dass die Techniken nicht mehr korrekt ausgeführt wurden und der Angstpegel im Englischunterricht gestiegen war. Eine kurze Auffrischungsphase genügte und Max kam wieder allein zurecht.

Weitere Therapieansätze

Eine Vielzahl von weiteren Therapieansätzen ist auf dem Markt. Die Bandbreite reicht von Entspannungsverfahren, speziellen Hörgeräten, Familienaufstellungen bis hin zu naturheilkundlichen Medikamenten, Pendeln und Handauflegen. Bisher gibt es kein Medikament, mit dem sich Stottern wirkungsvoll behandeln ließe. Bei den meisten dieser Methoden ist die Wirksamkeit für Stottern nicht nachgewiesen. Die Krankenkasse übernimmt die Kosten nicht. Abgesehen davon, dass von den Anbietern in der Regel viel Geld verlangt wird, können manche Verfahren Kinder sehr verunsichern oder ungünstige Nebenwirkungen haben. Andere können jedoch eine sinnvolle Ergänzung zu einer direkten Stottertherapie sein. Unseriöse Anbieter profitieren davon, dass seriöse Therapeutinnen keine Heilung garantieren, ja oft noch nicht einmal als mögliches Ziel formulieren. Da es so viele unseriöse Behandlungsmethoden gibt, die sich häufig sehr werbewirksam präsentieren, ist es sinnvoll, sich genau zu informieren und gegebenenfalls z. B. von der Bundesvereinigung Stottern & Selbsthilfe beraten zu lassen, bevor man sich zu einer Behandlung entschließt, die nicht von der Krankenkasse

Wirksamkeit nicht nachgewiesen

Du musst genau machen, was ich dir sage! Dann verschwindet dein Stottern todsicher!

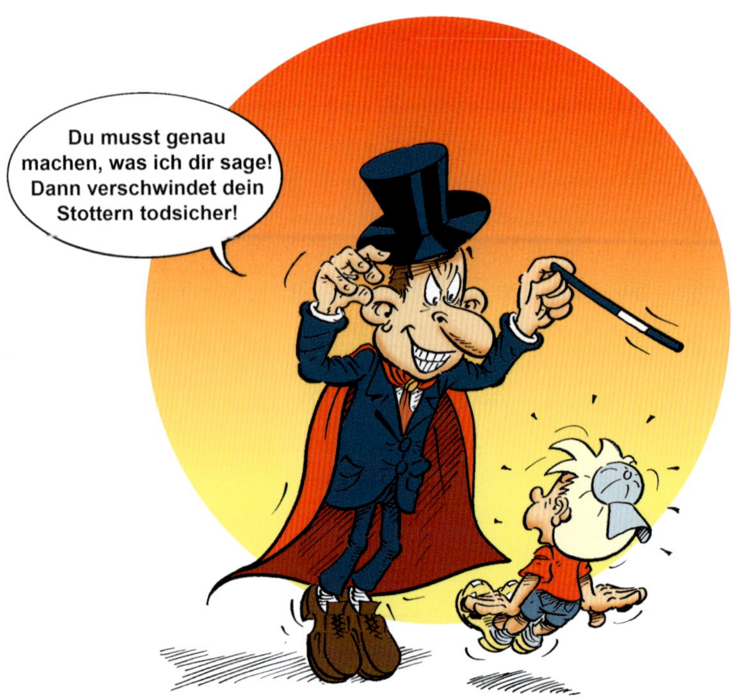

übernommen wird.

Einen Überblick über eine Vielzahl von Therapieverfahren bietet das Buch von Michael Decher »Therapie des Stotterns«. Im Kapitel »Wie erkenne ich eine gute Stottertherapie?« finden Sie Fragestellungen, mit denen Sie die Qualität einer Stottertherapie herausfinden können. Wenn Sie nach sorgfältiger Prüfung eine alternative Behandlungsmethode bevorzugen, haben Sie möglicherweise einen Weg gefunden, den zu erproben es sich lohnt. Wenn Sie im Verlauf der Erprobung unsicher werden und sich die Unsicherheiten im Gespräch mit dem Behandler nicht ausräumen lassen, sollten Sie keine Zeit verlieren und eine anerkannte Therapie in Anspruch nehmen.. Es lässt sich zwar nicht vorhersagen, welche Kinder ihr Stottern verlieren werden, aber fest steht, dass die Chance für eine Heilung abnimmt, je länger das Stottern und die damit verbundenen negativen Gefühle und Gedanken andauern.

Chance für Heilung nimmt ab

Das Stottern im Lauf der Therapie

Stottern ist vor allem bei älteren Kindern eine Langzeittherapie. Unabhängig vom verwendeten Verfahren lässt sich häufig folgender Verlauf des Stotterns im Laufe einer Therapie beobachten:

- Anfängliche Erleichterung – Eltern und Kind fühlen sich entlastet, die Hilflosigkeit nimmt ab und das Sprechen wird bei vielen Kindern flüssiger. Die Therapie ist »toll«. Manche Kinder, die bisher wenig gesprochen haben oder mit anderen Tricks das Stottern erfolgreich vermieden haben, werden mutiger. Sie beginnen zu reden, »wie ihnen der Schnabel gewachsen ist«, und riskieren dabei, mehr zu stottern. Dies ist ein sehr positiver Effekt, denn das Selbstbewusstsein hat so zugenommen, dass die Kinder sich nicht mehr wegen ihres Stotterns verstecken müssen. Auf dieser Grundlage lässt sich die Therapie gut fortführen.
- Die Therapie wird Teil des Alltags. Das Stottern wird wieder häufiger, denn der anfängliche Entlastungseffekt wirkt nicht mehr. Die Kinder fühlen sich in ihrem Spiel gestört, wenn sie zur Therapie aufbrechen müssen. Die Eltern merken, dass sie viel Zeit für jeden Termin und die Hausaufgaben aufbringen müssen. Sobald sie aber in der Praxis sind, ist das vergessen und es wird intensiv und begeistert gearbeitet.
- Es wird deutlich, dass die Therapie auch Arbeit bedeutet und sich mit unangenehmen Themen beschäftigt. Möglicherweise können Ziele nicht so schnell erreicht werden wie erwartet. Eine Zunahme der Symptomatik ist möglich, weil das Kind nicht mehr soviel vermeidet und beim Sprechen mehr riskiert. Aber auch die ganz normalen Schwankungen des Stotterns gehen selbstverständlich während der Therapie weiter. Hier ist es wichtig, dass Eltern und Kind mit der Therapeutin offen über ihre Sorgen sprechen. Es besteht sonst die Gefahr, dass die Therapie zu einem ungünstigen Zeitpunkt abgebrochen wird.

Stottern kann zunehmen

- Das Kind und die Eltern fühlen sich sicher im Umgang

mit Stottern. Die Techniken werden zunehmend geläufiger. Stottern stellt kein Problem mehr dar. Das Kind kann sich gut vorstellen, die Therapie zu beenden, die Eltern möchten jedoch noch eine Begleitung. Die Therapeutin entscheidet in Absprache mit den Eltern und je nach Alter mit dem Kind, ob eine Therapiepause oder das Therapieende ansteht. Wenn das Stottern noch fortbesteht, erleben viele Eltern hier wieder verstärkt die Sorge vor der Zukunft. Kinder und Eltern können zwiespältige Gefühle haben. Sie sind einerseits erleichtert, dass sie nun wieder mehr Zeit für andere Dinge haben und das Stottern kein Problem mehr darstellt. Andererseits kann auch berechtigte Trauer auftauchen, dass das Stottern nicht ganz weg ist.

Therapiepause oder -ende

Grenzen der Therapie

Wie bereits gesagt kann keine Stottertherapie versprechen, dass sich das Stottern zurückbildet, auch wenn das natürlich der größte Wunsch ist. Die Veranlagung zum Stottern lässt sich einfach nicht verändern. Veränderbar aber ist die Art, wie Sie und Ihr Kind mit dem Stottern zurecht kommen. Eine Therapie ist jedoch nicht in der Lage, die folgenden Erwartungen zu erfüllen:

Schnellheilung vor Einschulung

Eine vertrackte Situation besteht, wenn kurz vor der Einschulung möglichst schnell das Stottern behoben werden soll. Sei es, dass Eltern (häufig falsch informiert) auf ein Verschwinden des Stotterns gehofft haben oder dass das Stottern kurz vor der Einschulung begonnen hat, Eltern haben verständlicherweise große Angst, dass ihr Kind in der Schule gehänselt wird.

Es ist richtig, zu diesem Zeitpunkt eine Stottertherapie in Anspruch zu nehmen. Diese wird jedoch niemals in der Lage sein, ihr Kind in solch einer kurzen Zeit zu befähigen, sein Sprechen zu kontrollieren. Eine Stottertherapie kann aber für Sie und Ihr Kind viele Hilfestellungen bieten, wie Sie Ihr Kind stärken und schützen können, so dass es zu Schulbeginn mög-

Hilfestellung für die Schule

lichst wenig Nachteile durch das Stottern erfährt, bis es in der Lage ist, sein Sprechen zu beeinflussen.

Therapieerfolg ohne Mitarbeit

Bisher hat man keine Therapieform entwickeln können, die wie ein Medikament verabreicht ohne Mitarbeit der Eltern oder des Kindes wirksam ist. Davon profitieren unseriöse Wunderheiler, die einen leichten Weg versprechen und dafür viel Geld verlangen.

Manchmal ist jedoch eine intensive Mitarbeit der Eltern nicht möglich, z. B. bei Berufstätigkeit beider Eltern. Die Logopädin wird mit Ihnen herausfinden, welche Möglichkeiten dann bestehen.

Nicht alle stehen dahinter

Es ist sehr wichtig, dass alle in der Familie über die Therapie gut Bescheid wissen. Daher fordern die meisten Therapeutinnen zu Anfang der Therapie ein Gespräch mit beiden Eltern. Wenn in einer Familie nicht alle von einer Stottertherapie gleichermaßen informiert und überzeugt sind, kann es gehen wie beim achtjährigen Marco: Bisher war es nur der Mutter möglich gewesen, zu den Terminen bei der Logopädin zu kommen. Sie möchte auf jeden Fall eine Therapie nach der Stotter-Modifikation. Marco ist von der Therapeutin und von der Aussicht, besser mit seinem Stottern zurechtzukommen, begeistert. Mit Engagement übt er das Pseudostottern und erklärt es seinem Vater. Dieser ist zu Recht irritiert, denn ihm fehlt das nötige Wissen über den Therapieansatz. Er weist Marco zurecht, dass er ihn auf keinen Fall mehr absichtlich Stottern hören will, und fragt seine Frau, wie sie denn auf solch eine Therapie hereinfallen konnte. Marco und seine Mutter sind völlig unglücklich. Die Logopädin endlich kann den Vater über den Therapieansatz aufklären – die Therapie wird nun von ihm unterstützt und verläuft erfolgreich.

Gesamte Familie informieren

Heimlicher Wunsch nach Heilung

Der heimliche Wunsch nach Heilung ist nur zu verständlich. Kilians (9 Jahre) Therapie dauert nun schon einige Monate. Das Stottern ist deutlich seltener geworden und er stört sich kaum noch daran. Er spricht überall selbstsicher und ohne Vermeidung, beherrscht Sprechtechniken und kann in seine Stottersymptome eingreifen, wenn er will. Kilian selbst ist völlig zufrieden. Und genau das ist es, was seinen Eltern Sorgen bereitet – immer wieder erleben sie, dass Kilian stottert, ohne etwas dagegen zu tun. Wenn sie Kilian ermahnen, doch die Techniken einzusetzen, meint er ärgerlich: »Ich stotter doch so gut wie gar nicht mehr, lasst mich in Ruhe.« Bekümmert wenden sich die Eltern an die Therapeutin. Diese zeigt auf, dass Kilian tatsächlich das mit einer Therapie Erreichbare erreicht hat. Nur eine Spontanheilung könnte das Reststottern verschwinden lassen. Kilian hat zum Glück sehr gut gelernt, mit diesem Reststottern selbstbewusst umzugehen. Seinen Eltern bleibt dennoch die Sorge für die Zukunft und die Trauer, dass er immer noch stottert. Sie müssen nun lernen, weiterhin an Kilians Stärke zu glauben, mit dem Stottern gut zurechtzukommen, und darauf zu vertrauen, dass sie ihm dafür eine gute Grundlage gegeben haben. Hierbei half ihnen ein Zusammentreffen mit anderen Eltern und mit erwachsenen Stotternden bei einer Veranstaltung der BVSS.

Selbstbewusster Umgang mit Reststottern

Lösung von anderen Erziehungs-, Schul- und Familienproblemen

Eine Stottertherapie dauert oft Monate und häufig entsteht ein gutes Vertrauensverhältnis zwischen den Eltern und der Therapeutin. Und so kommt es, dass auch über Sorgen gesprochen wird, die nicht mit dem Stottern zu tun haben, beispielweise Probleme mit den Schulaufgaben oder dem Umgang mit Wutanfällen und Trotz. Eltern hilft es oft, wenn sie sich ihre Sorgen einmal von der Seele reden können. Doch die Logopädin ist keine Fachfrau für Erziehungs-, Schul- und Familienprobleme. Wenn Eltern hier nicht weiter wissen, wird sie eine Beratung, zum Beispiel an einer Beratungsstelle, vorschlagen.

Ich wi- wi-
wi- will ab morgen
p- p- perfekt flüssig
sprechen!

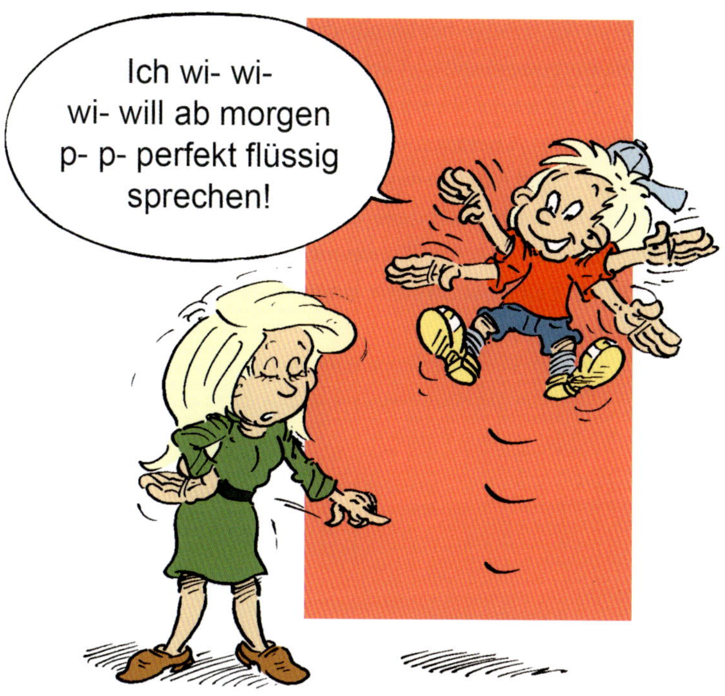

Eltern sind frei

Wenn Eltern sich auf eine Therapie für ihr Kind einlassen, geben sie der Therapeutin viel Vertrauensvorschuss. Doch manchmal entsteht Unsicherheit, ob das die richtige Therapeutin oder der richtige Therapieansatz ist. Dann ist es wichtig, mit der Therapeutin das Gespräch zu suchen, denn nur wenn Sie die Sicherheit gewonnen haben, dass diese Therapie die richtige für Ihr Kind ist, werden alle auf einer guten Basis weiterarbeiten. Sie haben natürlich das Recht, eine zweite Meinung einzuholen. Dann sollten Sie das offen mit der behandelnden Therapeutin besprechen. Auch ein Therapeutenwechsel ist möglich. Wenn Sie an einen Therapeutenwechsel denken, sollten Sie selbstkritisch prüfen, ob Sie möglicherweise der Mitarbeit aus dem Weg gehen wollen, die von Ihnen erwartet wird, oder ob Sie enttäuscht sind, weil keine Heilung, möglicherweise sogar ein

Recht auf zweite Meinung

Rückfall eingetreten ist. Es gilt abzuwägen, ob sich durch einen Therapeutenwechsel wirklich die Probleme lösen lassen oder ob die bestehende Therapie besser angepasst werden sollte. Ein sogenanntes »Therapeuten-*Hopping*«, also ein häufiger Therapeutenwechsel nach wenigen Sitzungen auf der Suche nach der Idealtherapeutin, führt dazu, dass Eltern und Kind zunehmend frustriert sind, da keine Therapeutin und keine Therapieform in so kurzer Zeit irgendwelche langfristig wirksamen Ergebnisse erreichen kann.

Das Wichtigste in Kürze

- Es gibt eine Vielzahl von Therapieansätzen. Seriöse Therapien versprechen keine Heilung und werden in der Regel zumindest teilweise von Krankenkassen übernommen.
- Moderne Stottertherapien führen Sitzungen mit dem Kind durch. Meist arbeiten die Eltern mit.
- Es werden zwei Therapierichtungen unterschieden:
- Die Stotter-Modifikation befähigt das Kind, selbstbewusst mit seinem Stottern umzugehen, und vermittelt Techniken, wie Symptome kürzer und unauffälliger werden können. Solange das Kind nicht stottert, darf es frei und spontan sprechen.
- Das Fluency Shaping verändert die gesamte Sprechweise und erreicht so ein kontinuierlich flüssiges Sprechen. Die Sprechnatürlichkeit kann jedoch beeinträchtigt sein. Das Kind muss sein gesamtes Sprechen kontrollieren.
- Das »Lidcombe-Programm« lenkt die Aufmerksamkeit der Eltern und des Kindes auf die flüssigen Anteile des Sprechens. Das Kind wird dafür gelobt und so die Freude darüber bewusst gemacht. Auf diese Weise kann die Sprechflüssigkeit zunehmen, ohne dass die Sprechweise verändert werden muss. Das Verfahren setzt voraus, dass die Eltern seine Durchführung lernen.
- Während der Stottertherapie kann die Stottersymptomatik stärker werden
- Eine seriöse Stottertherapie gibt an, welche Grenzen sie hat.

Wie und von wem wird Stottertherapie angeboten?

Stottertherapie wird in Einrichtungen angeboten, die eine Kassenzulassung vorweisen können. In Deutschland sind das überwiegend freie Praxen. Aber auch in Frühfördereinrichtungen, sozialpädiatrischen Zentren, Schulen, Ambulanzzentren und Kliniken, in denen qualifizierte Logopädinnen oder Sprachtherapeutinnen arbeiten, wird Stottertherapie durchgeführt.

Ambulante Therapie

Bei einer ambulanten Stottertherapie, meist in privater Praxis, müssen Sie in der Regel pro Woche mit 1-3 Terminen von 30-45 Minuten Dauer rechnen. Üblich ist eine Kombination aus Elterngesprächen und Einzelterminen mit dem Kind. Häufig werden Sie auch angeleitet, Hausaufgaben mit dem Kind durchzuführen. Voraussetzung ist eine ärztliche Verordnung.

Elterngespräche und Einzeltermine mit dem Kind

Förderkindergärten, Förderschulen

In manchen Förderkindergärten, heilpädagogischen Kindergärten oder Förderschulen mit Schwerpunkt Sprache werden auch stotternde Kinder behandelt. Die Kinder erhalten die Therapie im Rahmen ihres Kindergarten- oder Schulalltags bei Sprachheilpädagoginnen, Sprachtherapeutinnen oder Logopädinnen. Häufig sind die Kostenträger Kommunen, Wohlfahrts- oder Fachverbände wie die Caritas oder die Lebenshilfe. In diesen Einrichtungen ist eine Kombination aus Einzel- und Gruppentherapie möglich. In der Regel werden Kinder aufgenommen, bei denen aufgrund von weiteren Schwierigkeiten eine ambulante Behandlung nicht ausreicht.

Weitere Schwierigkeiten

Intensivtherapie, Intensiv-Intervall-Therapie, Feriencamps

Eine Intensivtherapie wird in der Regel erst für Schulkinder ab 8 Jahren angeboten. Hier ist das Kind für einen längeren Zeitraum stationär in einem Sprachheilzentrum, einem Internat oder einem Sprachheilheim untergebracht. Das Kind erhält dort für die Dauer der Therapie Unterricht. Nach Beendigung der Therapie sind Auffrischungstermine vorgesehen. Eine stationäre Therapie bedeutet immer auch, dass das Kind seine vertraute Umgebung für eine gewisse Zeit verlassen muss. Der Vorteil ist, dass die Hemmungen, in einer neuen Umgebung das neu Gelernte anzuwenden, geringer sind, dass in einer Gruppe von Gleichaltrigen ein unterstützendes Wir-Gefühl entsteht und dass viel intensiver geübt werden kann. Nachteilig ist, dass Kinder Heimweh empfinden können und dass es möglicherweise ein weiter Schritt ist, das Gelernte auch zu Hause anzuwenden. Hier ist es wichtig, dass die Eltern gut über den Therapieansatz informiert werden. Die Zusammenarbeit mit Logopädinnen vor Ort oder ein Nachsorgeprogramm sind eine gute Unterstützung.

Auffrischungskurse

Die Intensiv-Intervall-Therapie besteht aus mehrtägigen Therapieblöcken in Abständen von mehreren Wochen und häufig einer anschließenden Nachsorgephase.

Des Weiteren gibt es Feriencamps, die in den Schulferien eine intensive Stottertherapie anbieten, häufig in Verbindung mit weiteren Freizeitaktivitäten. Manchmal wird hier die ganze Familie einbezogen, die dann in unmittelbarer Umgebung eine Ferienwohnung bezieht.

Kostenübernahme zusichern lassen

Wie Intensivtherapien finanziert werden, erfahren Sie beim Anbieter. In jedem Fall sollten Sie sich von der Krankenkasse die Kostenübernahme zusichern lassen. Es ist möglich, dass Sie für bestimmte Anteile z. B. die Freizeitaktivitäten und die Unterkunft selbst aufkommen müssen.

Wenn Sie an einer bestimmten Intensivtherapie interessiert sind, empfiehlt es sich, dort Informationsmaterial anzufordern und ggf. einen Besichtigungstermin zu machen. Eine Beratung bei der BVSS kann ihnen die Suche und Entscheidung erleichtern.

Das Wichtigste in Kürze

- Stottertherapie wird meist ambulant mit wöchentlichen Terminen in Praxen oder Einrichtungen durchgeführt, in denen Logopädinnen/Sprachtherapeutinnen mit einer Kassenzulassung arbeiten.
- Seltener sind Intensivtherapien. Hier ist das Kind meist für eine bestimmte Zeit stationär untergebracht. Sie sollten sich die Kostenübernahme durch die Krankenkasse zusichern lassen.
- Intensiv-Intervalltherapien beinhalten kürzere Therapieblöcke im Abstand von mehreren Wochen.

Wie erkenne ich eine gute Stottertherapie?

Mutter eines nicht mehr stotternden Kindes: *Therapeuten sollten Fachwissen über das Stottern vermitteln und Wissen über verschiedene mögliche Verläufe des Stotterns. Ich finde es gut, wenn ich merke, ein Therapeut setzt sich mit wirklichem Interesse für mein Kind ein und kann sich auch in die Gedanken und Gefühle einfühlen, entwickelt einen Blick für das Kind. Hauptsächlich möchte ich, dass meine Sorgen ernst genommen werden, dass ich nicht nur beschwichtigt werde und dass, wenn es möglich ist, mir Zuversicht vermittelt wird, mit dem vorhandenen Problem umgehen zu können. Natürlich möchte ich den Eindruck haben, mein Berater ist in Sachen Stottern kompetent.*

Beim Stottern werden viele seriöse aber auch unseriöse Therapieangebote gemacht. Ein Blick ins Internet zeigt die große Vielfalt und kritische Eltern entdecken schnell, dass nicht alle Therapiekonzepte gleich vertrauenswürdig sind. Da ist es nicht immer leicht herauszufinden, welche Therapie die beste für ihr Kind ist. Hier stehen ihnen der Arzt oder die BVSS und IVS zur Seite.

Folgende Fragen an sich, aber auch an die Therapeutin können Ihnen zu Therapiebeginn eine Orientierung geben:

Orientierung für eine gute Therapie

- Ist mir und meinem Kind die Therapeutin sympathisch?
- Ist er auf Stottern spezialisiert?
- Gibt er Fachkenntnisse über Stottern weiter?
- Mit welchen Methoden arbeitet er?
- Informiert er mich/ggf. das Kind so, dass die Zielsetzung und das Vorgehen klar sind?
- Werde ich in die Therapie mit einbezogen?
- Erhalte ich Beratung zum Umgang mit dem Stottern zu Hause, im Kindergarten oder in der Schule?
- Wie soll das Erarbeitete in den Alltag übernommen werden? Werde ich angeleitet, wie ich mein Kind dabei unterstützen kann?
- Welcher Zeitaufwand kommt auf mich zu?

- Wird die Therapie von der Krankenkasse zumindest teilweise bezahlt?

Weitere Informationen erhalten Sie in der Broschüre der BVSS und des DBL »Wenn Kinder stottern – Tipps zur Therapeutensuche«, die Sie auf der Website der BVSS unter »Service« herunterladen können. Eine »Probetherapie« für die Dauer eines Rezeptes ist eine gute Möglichkeit, die Therapeutin und den Therapieansatz kennen zu lernen.

Das Wichtigste in Kürze

- Um eine gute Stottertherapie zu erkennen, helfen Fragen zur fachlichen Kompetenz der Therapeutin, zu ihrem Therapieansatz und zur Arbeitsweise.
- Ebenso wichtig ist, dass »die Chemie« zwischen Ihnen, dem Kind und der Therapeutin stimmt.
- Wichtig ist auch die Klärung der Kostenübernahme.

Stottern kombiniert mit anderen Erkrankungen

Stottern tritt häufig in Verbindung mit Störungen der Sprachentwicklung (später Sprechbeginn, Schwierigkeiten mit dem Wortschatz, mit der Grammatik oder mit der Aussprache) auf. Welche Zusammenhänge bestehen, ist bisher noch unklar. Wenn neben einem behandlungsbedürftigen Stottern auch eine andere behandlungsbedürftige Störung vorliegt, müssen beide behandelt werden. Die Logopädin findet in diesem Fall heraus, ob das Kind stärker durch das Stottern oder durch die Sprachentwicklungsstörung beeinträchtigt wird. Sie untersucht auch, wie aufnahmefähig und wie belastbar ein Kind ist, um entscheiden zu können, wie eine Therapie aufgebaut werden kann.

Kombinierte Behandlung

Stotternde Kinder können natürlich genauso wie nichtstotternde Kinder weitere Erkrankungen haben. So haben mehr als 11 % aller Kinder irgendwann einmal ein Problem, das eine psychotherapeutische Behandlung erforderlich macht, wie z. B. ADHS, Lese-Rechtschreibschwäche oder Schulangst. Manche Kinder brauchen auch Krankengymnastik oder Ergotherapie. Natürlich können auch stotternde Kinder damit konfrontiert sein. Stottern ist kein Grund, eine andere Störung oder Erkrankung nicht zu behandeln. Möglicherweise ist es aber überfordernd, zur gleichen Zeit zwei oder mehrere Therapien zu bewältigen.

Absprache unter Therapeutinnen

So kann es dazu kommen, dass Ihr Kind von mehreren Therapeutinnen behandelt wird. Hier ist es sinnvoll und wichtig, dass Sie die unterschiedlichen Therapeutinnen von der Schweigepflicht entbinden, damit sich diese untereinander absprechen und ihre Therapiepläne abstimmen können. Bei komplexen Störungen kann auch ein Antrag für eine sonderpädagogische Fördermaßnahme in Frage kommen. Hierzu finden Sie im Kapitel »Kindergarten und Schule« nähere Hinweise.

Das Wichtigste in Kürze

- Stottern tritt gehäuft zusammen mit Sprachentwicklungsstörungen auf. In diesem Fall müssen beide Störungen behandelt werden. Wie das geschehen kann, ist abhängig vom einzelnen Kind.
- Stotternde Kinder können auch alle anderen Erkrankungen haben, die nicht stotternde Kinder auch haben. Wenn verschiedene Therapeutinnen ein Kind behandeln, ist es sinnvoll, wenn sie sich untereinander abstimmen.
- In manchen Fällen kann auch ein Antrag für eine sonderpädagogische Förderung sinnvoll sein.

Zur Ermutigung – Schlusswort

Stottern ist nichts, was man hilflos erdulden muss. Sie können etwas für Ihr Kind tun und Ihr Kind kann lernen, mit dem Stottern zurecht zu kommen und so die Chance auf eine Heilung zu erhöhen. Eine Mutter fasst zusammen, was Eltern eines stotternden Kindes tun können: »Ich würde empfehlen, umgehend eine erfahrene Stottertherapeutin zu kontaktieren. Ich denke, das Wichtigste ist, mit dem Kind möglichst entspannt im Kontakt zu sein und mit ihm über seine Belange, die Schule und das Stottern zu reden. Und vor allem das Gefühl vermitteln, dass es so geliebt wird, wie es ist. Es ist sicher auch gut, den Kontakt zu Erziehern und Lehrern zu suchen und über die Situation und das Stottern zu sprechen.«

Manchmal gibt es sogar positive Nebeneffekte, wie der Vater eines 5jährigen Jungen beschreibt: »Wenn Nick nicht gestottert hätte und wir deshalb nicht zur Logopädie gegangen wären, hätte ich weniger von meinem Sohn mitbekommen.«

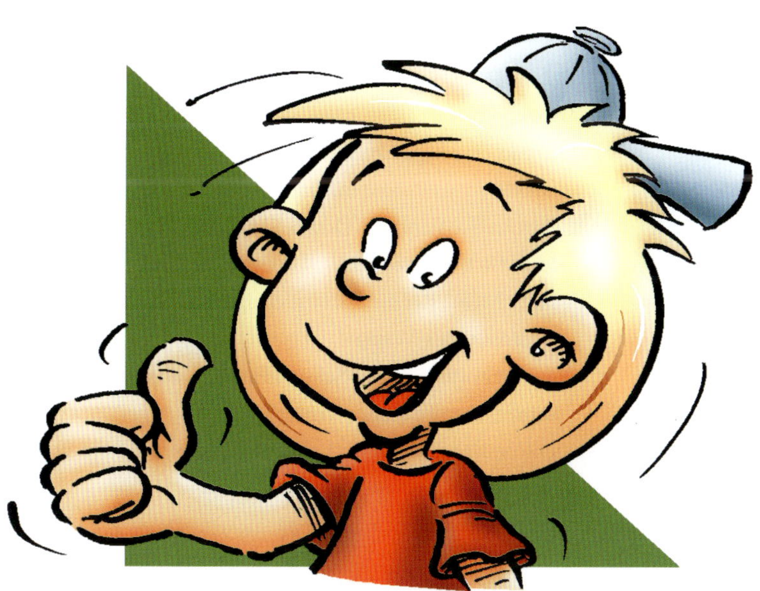

Anhang

Weiterführende Literatur

Für stotternde Kinder

I. Colthorp, F. Herdter: Stoppilino. Wie ich mein Stottern zähmte. Demosthenes Verlag

E. Döge: Der kleine Drache Lavazahn. Demosthenes Verlag

A. Fuchshuber: Lotte ist lieb, aber Hamfrie. Annette Betz Verlag

S. Kuckenberg: FAQ zum Stottern für Schulkinder. Natke Verlag (online unter www.natke-verlag.de/download/faq-schulkinder.pdf)

B. Natke: Benni: Gesammelte Abenteuer, Comic-Serie. Natke Verlag

A. Ramann, G. Schartmann: Kai ist (k)ein blöder Name. Natke Verlag

P. Schneider, G. Schartmann: Was ist ein U-U-Uhu? Ein Mutmachbuch für stotternde Kinder. Natke Verlag

P. Schneider, G. Schartmann: Murmeli schlau sucht einen Ba-bau. Ein Mutmachbuch für stotternde Kinder. Natke Verlag

Für Eltern und Lehrer

J. Alexander: Das ist gemein. Wenn Kinder Kinder mobben. Herder Spektrum

B. Furman, T. Hegemann: Ich schaffs! Carl Auer Verlag

P. Schneider et al.: Patientenleitlinie Redefluss-Störungen: Stottern und Poltern. Kostenloser Download unter www.awmf.org/leitlinien/detail/ll/049-013.html

G. Thum: Meine Rechte als: stotternder Schüler, stotternde Schülerin. Demosthenes Verlag

G. Thum: Stottern in der Schule: Ein Ratgeber für Lehrerinnen und Lehrer. Demosthenes Verlag

Kostenlose Broschüren für Lehrer, Schüler und Eltern im Downloadbereich der Website www.bvss.de

Hilfestellungen Therapeutensuche

Broschüre: Wenn Kinder stottern – Tipps zur Therapeutensuche. BVSS und DBL (online unter www.bvss.de/angebote/infomaterial)

M. Decher: Therapie des Stotterns. Demosthenes Verlag der BVSS

Therapeutenverzeichnisse bieten BVSS, IVS, DBL, DBS

Fachberatung bietet die BVSS unter www.bvss.de/stottern/therapie

Fachliche Vertiefung

U. Natke, A. Kohmäscher: Stottern. Wissenschaftliche Erkenntnisse und evidenzbasierte Therapie. Springer Verlag

P. Sandrieser, P. Schneider: Stottern im Kindesalter. Thieme Verlag

Internetquellen

Website „Stottern und Schule" der Bundesvereinigung Stottern & Selbsthilfe e.V.
www.stottern-und-schule.de

Aktion Mensch, Familienratgeber:
www.aktion-mensch.de/familienratgeber

Jugend-Infoseite Stottern:
www.jugend-infoseite-stottern.de

Schüler gegen Mobbing:
www.schueler-gegen-mobbing.de

Auch für Kinder gibt es die Möglichkeit, sich an ein Mobbing-Telefon zu wenden
z. B. www.mobbing-schluss-damit.de/erste-hilfe

Die Akademie für Lerncoaching in Zürich bietet auf ihrem Youtube-Kanal gute Anregungen bei verschiedenen Erziehungsfragen: www.youtube.com/user/mitkindernlernen

Adressen

Bundesvereinigung Stottern & Selbsthilfe e.V. (BVSS)
Informations- und Beratungsstelle
Zülpicher Straße 58
D-50674 Köln
Tel.: +49 (0)221 / 139 11 06
Fax: +49 (0)221 / 139 13 70
E-Mail: info@bvss.de
Internet: www.bvss.de

Vereinigung für Stotternde und Angehörige (VERSTA)
Geschäftsstelle
Äussere Bleikenstrasse 1
CH-3775 Lenk im Simmental BE
Tel. +41 33 / 733 07 31
Fax +41 33 / 733 07 30
E-Mail: info@versta.ch
Internet: www.versta.ch

Österreichische Selbsthilfe-Initiative Stottern (ÖSIS)
Brixner Straße 3
A-6020 Innsbruck
Telefon und Fax: +43 (0)512 / 58 48 69
Mobil: +43 (0)664 / 28 40 558
E-Mail: oesis@stotternetz.at
Internet: www.oesis.at

Interdisziplinäre Vereinigung der Stottertherapeuten e.V. (IVS)
Geschäftsstelle
Erftstr. 1
D-50859 Köln
Tel: +49 (0)22 34 / 60 29 308
Fax: +49 (0)22 34 / 69 44 65
E-Mail: info@ivs-online.de
Internet: www.ivs-online.de

Deutscher Bundesverband für Logopädie e.V. (DBL)
Augustinusstr. 11a
D-50226 Frechen
Tel.: +49 (0)22 34 / 37 95 3-0
Fax: +49 (0)22 34 / 37 95 3-13
E-Mail: info@dbl-ev.de
Internet: www.dbl-ev.de

Deutscher Bundesverband der akademischen Sprachtherapeuten e.V. (DBS)
Bundesgeschäftsstelle
Goethestraße 16
D-47441 Moers
Tel.: +49 (0)28 41 / 99 81 91-0
Fax: +49 (0)28 41 / 99 81 91-30
E-Mail: info@dbs-ev.de
Internet: www.dbs-ev.de

Stichwortverzeichnis

Symbole

3-Faktoren-Modell 34

A

ADHS 120
Ägypten 41
Aktives Zuhören 24
Alltag 87, 90, 94
Ambulante Therapie 115
Ambulanzzentrum 115
Anforderungen 91
Angewohnheit 51
Ängstlichkeit 51
Ansteckung 51
Atmung 52
Auffrischung 106, 116
Aufrechterhaltende Faktoren 90
Auslöser 52
Äußerungslänge 34

B

Beginn des Stottern 16
Begleitsymptomatik 14
Behandlungskosten 84
Beratung 78
Beruf 52
Berühmtheiten 41
Betonung 34
Beziehung 47
Blockaden 12
Bundesvereinigung Stottern und Selbsthilfe 78
BVSS. *Siehe* Bundesvereinigung Stottern und Selbsthilfe

D

DBL. *Siehe* Deutscher Bundesverband für Logopädie
DBS. *Siehe* Deutscher Bundesverband der akademischen Sprachtherapeuten
Dehnungen 12
Demands and Capacities Model 91
Desensibilisierung 100

Deutscher Bundesverband der akademischen Sprachtherapeuten 78, 125
Deutscher Bundesverband für Logopädie 78, 125
Diagnosogene Theorie 7
Diagnostik 20

E

Elterngruppe 56, 71
Elternnetzwerk 56
Entlastungseffekt 109
Entspannungsverfahren 107
Ergotherapie 120
Erzieherinnen 62
Erziehung 51, 76
Erziehungsberatungsstelle 76
Erziehungsprobleme 112

F

Fachwissen 73
Fähigkeiten 91
Familienaufstellung 107
Familienprobleme 112
Familienverhältnisse 51
Fehleranfälligkeit 34
Feriencamps 115
Fernsehen 26
Fluency Shaping 88, 99
Flüstern 14, 52
Förderkindergarten 115
Förderschule 115
Freiwilliges Stottern 102
Fremdsprache 68
Froschwörter 101
Frühfördereinrichtung 115

G

Geduld 26
Gehirn 33, 51
Generalisierung 104
Genetik 32, 34
Geschwister 26, 27
Grenzen der Therapie 110
Grenzsetzung 76

Gruppengefühl 116

H

Handauflegen 107
Hänseln 54
Heilpädagogischer Kindergarten 115
Heilung 16, 86, 107, 112
Hieroglyphe 41
HNO-Arzt 20
Hörgerät 107

I

Identifikation 100
Intelligenz 52
Intensiv-Intervall-Therapie 115
Intensivtherapie 115
Interdisziplinäre Vereinigung der Stottertherapeuten 78, 124
Internet 19
Interviews 41
Irritation 53
IVS. *Siehe* Interdisziplinäre Vereinigung der Stottertherapeuten

K

Kernsymptomatik 14
KIDS 93, 97
Kinderarzt 20
Kindergarten 61
Kleinkinder 93
Kombinierte Therapieverfahren 87, 89, 91, 97
Kontrollverlust 13, 35, 63
Krankengymnastik 120
Krankenkasse 107

L

Langsames Sprechen 26
Lehrer 63
Lesen 68
Lese-Rechtschreibschwäche 120
Lidcombe-Programm 94
Logopädinnen 86, 115
Logopädische Praxis 21

M

Medikamente 107
Mehrsprachigkeit 48
Mini-KIDS 93
Mitarbeit 111
Mobbing 79
Modell der Anforderungen und Fähigkeiten 91

N

Nachteilsausgleich 64
Naturheilkunde 107
Nebenwirkungen 107
Nervosität 51

O

ÖSIS. *Siehe* Österreichische Selbsthilfe-Initiative Stottern
Österreichische Selbsthilfe-Initiative Stottern 78

P

Palin PCI-Therapie 90
Pendeln 107
Phoniater 20
Prolongation 97
Pseudostottern 102
Psychische Ursachen 33
Psychologinnen 86
Pubertät 16
Pull-Out 97

R

Ratschläge 7, 78
Remission 16
Rückfall 114

S

Scham 56
Schlaf 26
Schlangenwörter 101
Schulangst 120
Schuldgefühle 70
Schule 58, 61, 110
Schul-KIDS 97
Schulkinder 97

Schutzwall 35
Schweregrad 16
Selbstbewusstsein 51
Selbsthilfe 106
Selbstsicherheit 41
Singsang 14, 52
Situationsabhängigkeit 21, 63
Sonderpädagogische Förderung 67
Sonderrolle 25
Sorgen 50
Sozialpädiatrisches Zentrum 115
Spontanheilung 41
Sprachentwicklungsstörungen 119
Sprachliche Fähigkeiten 91
Sprachtherapeutinnen 86, 115
Sprechängste 63
Sprechmotorik 34
Sprechsteuerung 34, 35, 51
Sprechtempo 99
Sprechunflüssigkeiten, normale 12
Steuerung des Sprechens 33
Stigmatisierung 54
Stimmeinsatz 99
Stimmgebung 99
Stottermodifikation 93, 97
Stottersymptome 14
Stottertherapie 84

T

Tabu 55
Therapeuten-Hopping 114
Therapieende 106
Therapiepause 110
Trauma 52

U

Umweltfaktoren 90
Unterstützung 78
Ursache 51

V

Veranlagung 51

Verbreitung 16
Vereinigung für Stotternde und Angehörige 78, 124
Vererbung 32, 51
Verhaltenstherapie 88
Verkrampfung 14
Verlauf der Therapie 109
Verlauf des Stotterns 16
Vermeidungsverhalten 14, 63
VERSTA. *Siehe* Vereinigung für Stotternde und Angehörige
Verunsicherung der Eltern 18
Verzögerte Sprachentwicklung 39
Video 90, 100
Vorurteile 50, 54

W

Wiederholungen 12

Z

Zeitdruck 26
Zuhörer 53